역류성
식도염
바로 알면,
바로 낫습니다!

지긋지긋한 역류성 식도염 극복을 위한
팩트체크와 확실한 해결책

역류성 식도염

지긋지긋한
역류성 식도염
극복을 위한
팩트체크와
확실한 해결책

식도염

저자 **박연진**

바로 알면,
바로 낫습니다!

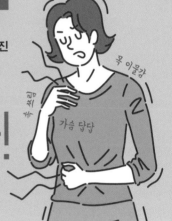

속 쓰림

가슴 답답

목 이물감

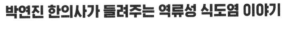

박연진 한의사가 들려주는 역류성 식도염 이야기

역류성 식도염,
완치 불가능한 병 아닌가요?

아닙니다,
나을 수 있습니다!

바른북스

✤ 들어가며 ✤

고등학생 시절 한의대에 다니는 선배가 한의학에 대해 후배들에게 알려 주는 자리가 마련된 적이 있습니다. 당시만 해도 한의학이라고 하면 '정체불명의 치료를 하는 곳'이라고 생각하고 있었던 저는 친구의 손에 끌려 억지로 그 자리에 참석했었습니다. 듣는 둥마는 둥 앉아 있다가 각종 논문과 연구 결과들을 토대로 한의학의 유용성을 설명하는 선배를 보며 자세를 바로잡고 열심히 들었던 기억이 납니다. 그리고 어디가 아픈지에 집중하는 서양의학과 달리 어디가 왜 아픈지, 근본적인 원인을 찾아가는 한의학의 매력에 푹 빠졌습니다. 그때부터 한의사가 되어야지, 한의사가 되어서 사람들의 신체적 웰빙을 돌봐야지, 다짐했고 한의사가 됐습니다.

진료실에서 환자분들을 만난 지 수십 년이 지난 건 아니지만, 그럼에도 불구하고 처음 환자분들을 만났을 때와 지금은 또 다릅니다. 우선 요즘 환자분들은 제시간에 식사를 챙기는 분들이 현저히 적습니다. 바쁜 일상을 살아가다 보면 어쩔 수 없는 부분이 있습니다. 저만해도 하루 세끼를 챙기기 어렵고, 과거와 달리 하루에 꼭 세끼를 먹어야만 건강하던 시절도 아니니 큰 걱정은 마세요.

다만 밥과 반찬 위주의 한식보다 빵, 고기 위주의 서구식 식단을 드시는 비중이 증가하고 있는 점에 대해서는 우려가 되는 지점들이 적지 않습니다. 식사를 하실 때 음식을 먹는 것에 집중하기보다 습관적으로 유튜브나 핸드폰을 보면서 식사를 하시는 분들, 야식을 즐기거나 바쁘니 간편하게 '한 끼를 때운다'고 표현하시는 분들도 많아지고 있는 지점도 그렇습니다. 다이어트를 하기 위해 특정 음식 한 가지만 드시는 분, 단식과 폭식을 하는 것도 마찬가지입니다. 모두 건강하지 않은 식습관들이죠.

그러다 보니 점점 더 젊은 연령대의 환자분들이 많아지고 있습니다. 특히 식습관과 깊게 연관된 질환인 역류성 식도염의 경우 과거에 비해 20대와 30대의 유병률이 굉장히 높아지고 있어요.

진료실에서도 체감하고 있습니다. 술자리가 잦은 직장인뿐 아니라 젊은 환자분들을 점점 더 자주 뵙고 있어요. 대부분은 신물이 올라오고 가슴이 쓰리다는 증상을 호소하시는 전형적인 역류성 식도염 환자분들입니다. 이 경우 진료 시간을 넉넉하게 가지려고 합니다. 환자분의 연령대가 낮을수록 그동안 건강에 특별한 문제가 없었고 어떤 음식을 먹어도 괜찮았던 경우가 대부분이거든요. 증상이 나타나도 금방 사라지다 보니 '잠깐 이러다 말겠지, 괜찮겠지' 하며 안일하게 반응하고 관리하는 경우가 많습니다. 병원에는 이미 만성화가 된 상태로 오는 경우가 대부분이죠.

　이런 환자분들을 뵈면 두 가지 측면에서 안타깝습니다. 하나는 역류성 식도염은 증상이 고통스러운 동시에 삶의 질을 저하시키는 질환이거든요. 처음부터 올바르게 접근하고 관리하면 더 빨리, 더 많이 좋아지고, 좋아하는 음식들도 먹을 수 있었을 텐데 굉장히 불편해진 뒤에야 병원에 오시니 얼마나 힘드셨을까 싶은 마음이 들어서요. 또 다른 하나는 본인의 식습관이 건강하지 않다는 걸 의식하지 못하고 있는 환자들이 의외로 많기 때문입니다. 아무래도 서구식 식단이 보편화되고 음식 배달앱만 열면 치킨, 피자 등 기름진 음식을 새벽까지도 집 앞으로 가져다주는 등 일상 속으로 깊이 들어오다 보니 문제의식을 가지기 어려운 것 같습니다.

　역류성 식도염은 약으로 증상을 조절하기 쉽지만, 식습관이 개선되지 않으면 쉽게 재발합니다. 하루 이틀 야식을 먹었다고, 하루 이틀 기름진 음식을 먹었다고 발병하지도 않아요. 건강하지 못한 식습관과 생활습관이 누적되다 결국 발병하는 거죠. 그만큼 재발을 막으려면 식습관과 생활습관 관리가 반드시 필요합니다.

　진료 시간에 환자분들과 충분히 소통하려는 이유입니다. 증상을 완화하고 저하된 장기기능을 회복시키는 치료와 동시에 식사일기를 쓰면서 식습관을 점검합니다. 이 과정에서 나의 증상을 악화시키는 음식, 완화시키는 음식들을 찾을 수 있습니다. 역류성 식도염에 좋은 음식, 피해야 하는 음식들이 많이 알려져 있지만 모든 환자분들이 같은 음식에 반응하진 않아요. 식사일기를 통해 어떤 음식을 먹었을 때 증상이 어떻게 나타났는지를 살펴볼 때 비로소 내가 피해야 하는 음식, 나에게 도움이 되는 음식을 알 수 있습니다. 나의 식습관을 점검해 알아낸 정보이기에 치료가 끝나도 환자분이 일상에서 건강한 식습관을 지속할 가능성이 높습니다. 역류성 식도염 재발에서 멀어지는 것이죠.

역류성 식도염은 재발을 피할 수 없는, 평생 관리해야 하는 질환으로 알려져 있습니다. 저는 아니라고 생각합니다. 생활습관, 식습관을 교정하면 재발은 방지할 수 있으며, 평생 관리해야 하는 건 역류성 식도염이 아니라 생활습관, 식습관이죠. 그리고 생활습관, 식습관은 역류성 식도염을 넘어 건강하게 살기 위한 필수 조건입니다.

이 책에는 역류성 식도염에 대한 올바른 정보와 접근법을 담았습니다. 재발이 잦은 질환이라 환자분들도 완치가 없다고 여기며 그때그때 증상에만 대응하는 경우를 많이 봤습니다. 증상에만 대응하기 때문에 재발을 하는 겁니다. 제대로 알면 제대로 나을 수 있습니다.

욕심을 냈습니다. 역류성 식도염에 걸리지 않은 일반인들도 이 책을 통해 식습관을 점검하고 건강한 식습관을 유지할 수 있게 구성했습니다. 내가 무얼, 어떻게 먹고 있는지를 살펴 역류성 식도염을 예방하고자 했습니다.

책을 읽는 동안 부록에 담은 식사일기를 같이 써 보시길 당부드리며 본격적인 이야기를 시작하겠습니다.

목차

들어가며

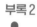

부록 2

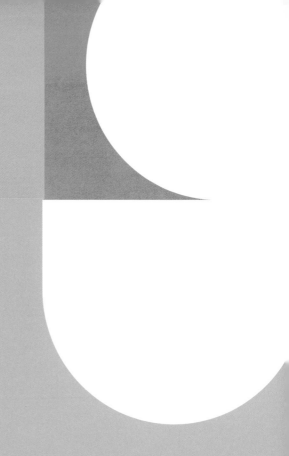

1부

역류성 식도염 바로 알면, 바로 낫습니다!

역류성 식도염에 대한 모든 것

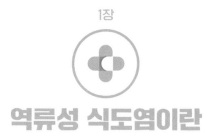

1장

역류성 식도염이란

⋮ 역류성 식도염, 대체 어떤 병이지?

역류성 식도염Gastroesophageal reflux disease, GERD은 위 내용물이 식도로 역류하여 가슴 쓰림이나 목 이물감 등 일상생활에 불편을 주는 증상을 일으키거나 이로 인하여 합병증을 유발하는 질환입니다.

30년 전까지만 해도 역류성 식도염은 우리나라에서는 보기 드문 질환이었습니다. 우리에게 익숙한 위장관질환은 위염, 위궤양, 십이지장궤양 등 위와 십이지장에 발생하는 질환이었죠. 건강보험심사평가원에 따르면 2000년 한 해 동안 위염 및 십이지장염K29으로 진료를 받은 환자는 305만 명이었습니다. 역류성 식도염K21 환자는 36만 명에 불과했고요.

반면 2020년에는 위염 및 십이지장염으로 진료를 받은 환자와 역류성 식도염으로 진료를 받은 환자가 각각 463만 명으로 거의 비슷해졌습니다. 위염 및 십이지장염 환자가 1.5배 증가하는 동안 역류성 식도염 환자는 13배 증가한 것이죠.

외래진료를 가장 많이 받은 질병 순위에서도 역류성 식도염은 78위^{2000년}에서 7위^{2020년}로 올라섰습니다. 위염 및 십이지장염^{8위}보다 더 높은 순위를 차지했으니 '우리나라 대표 위장질환'이라고 해도 과언이 아닙니다.

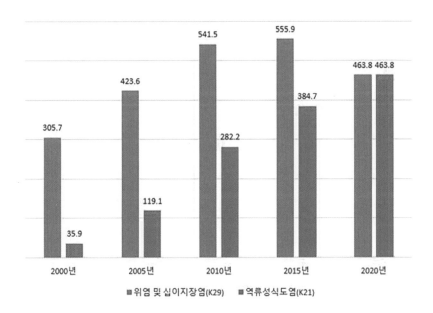

〈그래프〉 위염 및 십이지장염과 역류성 식도염 외래환자 수

솔직히 말씀드리면, 의사 입장에서 역류성 식도염은 한마디로 까다로운 질환입니다. 우선 원인이 다양합니다. 게다가 그 다양한 원인들 중 몇 가지가 복합적으로 얽혀 발생하니 진료를 하며 '그 환자만의 원인'을 찾아야 합니다.

호소하는 증상도 다양합니다. 가슴 쓰림이나 목 이물감 등 위산의 역류와 직접적으로 연관되어 나타나는 증상부터 역류성 식도염이 만성화되며 생기는 만성 기침, 치아 우식 등 환자분들이 "이것도 역류성 식도염 때문이었다고요?" 놀라는 증상까지 다양하게 나타나죠. 그나마 서양에서는 역류성 식도염이 흔하다 보니 환자들이 증상을 명확하게 표현합니다. 예를 들어 가슴 쓰림만 해도 서양은 'Heartburn'이라는 직관적인 단어가 있습니다. 우리나라 환자들은 '가슴 쓰림'이라는 증상을 겪은 적이 많지 않다 보니 '가슴이 아린다' '화끈거린다' '가슴 뒤가 타는 것 같다' 등 환자마다 다르게 표현하죠. 가슴이 아픈 것과 쓰린 것과 답답한 것을 뭉뚱그려 가슴이 불편하다고 하는 경우도 적지 않습니다.

그러니 역류성 식도염만큼 의사 입장에서는 까다롭고, 환자 입장에서는 답답한 질환도 없다고 해도 과언이 아닙니다.

역류성 식도염은 식습관, 생활패턴과 아주 밀접하게 연관되어 있습니다. 최근 30년 사이 유병률이 급증한 것도 우리 사회 전반의 식습관 변화와도 맞물려 있죠. 그동안 우리 식탁은 서구화되었습니다. 동물성 지방이 가득한 고지방식을 즐기는 분들이 많아지셨죠. 고지방식은 식도와 위 사이에 위치한 조임근의 압력을 낮춰 기능을 약하게 만듭니다. 위산 분비도 촉진하고요. 또 소화가 더뎌 음식물이 위에 머무는 시간이 길다 보니 역류할 내용물도 많아집니다. 아무래도 고열량이다 보니 복부 비만으로 이어지는 경우도 많습니다. 복부 비만인 경우 허리둘레에 내장지방이 축적되다 보니 위에 압력이 가해지죠. 위에 압력이 가해지면 위 속 내용물이 식도로 역류할 확률이 높아질 수 있습니다. 때문에 서구화된 식습관은 역류성 식도염의 주요한 발생 원인으로 꼽힙니다.

문제는 역류성 식도염은 식습관과 밀접하게 연관되어 있기 때문에 식습관을 개선하지 않으면 완치가 어렵다는 것입니다. 대부분의 환자들이 치료를 받는 동안에는 증상이 나아지지만 10명 중 8~9명은 치료가 끝나고 1년 안에 재발하고 맙니다. 재발을 한 경우 증상이 더 악화되어 나타나는 경우가 많습니다. 처음 발병했을 때보다 치료 기간이 길어지고, 치료 효과도 떨어지고요. 그러니 처음 발병했을 때부터 증상을 치료하는 동시에 식습관 교정이 이루어져야 합니다. 물론 원인도 제거해야 하고요.

지금까지 역류성 식도염에 대해 개괄적인 설명을 드렸습니다. 어떠세요? 역류성 식도염이 어떤 질환이고 어떻게 발병하는지, 그리고 환자분들이 왜 역류성 식도염을 '지긋지긋한 병'이라고 하는지 감이 잡히셨나요? 그렇다면 이제부터 하나하나 자세히 말씀드리겠습니다.

1장에서는 역류성 식도염이 생기는 기관인 식도가 어떤 기관인지, 위에서 무엇이 역류하길래 식도를 상하게 하는지, 그렇다면 우리 몸에 역류를 막기 위한 장치는 없는지, 그리고 역류성 식도염이 생기는 원인까지 알아보겠습니다.

⠿ 식도: 입과 위 사이, 당신이 잊고 있는 기관

식도Esophagus, 食道는 글자 그대로 '먹는 길'을 뜻합니다. 우리가 삼킨 음식물을 위로 전달하는 '음식물 배달부' 역할을 담당하죠.

위치부터 살펴보겠습니다. 식도는 인두 아래쪽 끝에서 시작해 기도와 심장 뒤편, 척추 앞으로 내려와 횡격막을 지나 위로 이어지는데요. 목구멍부터 명치까지라고 생각하시면 됩니다. 식도의 앞에는 기도, 뒤에는 척추, 양옆으로는 대동맥과 폐가 있습니다. 우리 몸 가장 안쪽에 자리 잡고 있고 가슴 정중앙에 쭉 뻗어 있는 기관입니다.

모양은 아이들에게 강아지나 칼 등 장난감을 만들어 주는 요술 풍선과 비슷한데요. 식도의 길이는 성인 기준으로 24~33cm, 너비는 2~3cm 정도니 '미니 요술풍선'에 가깝겠습니다. 풍선처럼 탄력성도 좋죠. 평상시에는 공기가 빠진 풍선처럼 납작해져 있다가 음식물이 들어오면 최대 5cm까지 늘어나니까요.

식도는 입과 위에 연결되어 있고 심장, 폐 등 많은 기관에 밀접해 있다 보니 식도에 이상이 생기면 목과 가슴 등 다양한 부위의 통증으로 나타날 수 있습니다. 반대로 위 등 연결된 기관에 이상이 생기면 식도의 문제로 이어지는 경우도 많고요.

입으로 들어온 음식은 식도, 위, 소장, 대장 그리고 직장을 통과해 우리 몸 밖으로 배설됩니다. 이들 기관은 소화에 관여한다고 하여 '소화기관'이라고 하는데요. 소화기관들은 크게 세 가지 운동을 합니다. 음식물을 씹어 작게 만드는 '저작운동', 음식물과 소화액을 섞는 '분절운동', 그리고 음식물을 항문 쪽으로 이동시키는 '연동운동'입니다. 가령 입은 저작운동을 하고 위는 연동운동을 통해 위액과 음식물을 섞어 죽처럼 만들어 소장으로 보내는 식입니다.

식도는 연동운동을 통해 음식물을 내려보냅니다. 중력이 있으니 식도가 연동운동을 하지 않아도 음식이 위로 쑥 들어가지 않느냐고요? 아닙니다. 그렇다면 물구나무를 선 상태에서는 음식을 먹지 못하겠지요. 모두 아시는 것처럼 물구나무를 서서도 음식을 먹을 수 있습니다. 물론 시간이 아주 오래 걸리고, 삼키는 것이 무척 고통스럽겠지만요. 이는 식도가 연동운동을 통해 '위에서 아래'가 아닌 '입에서 위' 방향으로 음식물을 밀어 보내기 때문입니다.

즉 목구멍으로 음식물이 넘어오면 식도가 열심히 연동운동을 해 위로 넘기고, 중력은 보다 더 잘 넘어가도록 도움을 줍니다. 때문에 식도의 운동기능이 저하되면 음식물이 내려가지 못하고 식도에 정체되어 있어 목이나 가슴에 걸린 것 같은 증상이 나타납니다.

식도는 내구성이 좋습니다. 식도 벽의 가장 안쪽인 점막층은 두꺼운 세포층으로 이루어져 있습니다. 뜨거운 음식물이 들어와도 손상되지 않고 마찰이나 화학물질 등에 의한 자극에도 잘 견디죠. 자극에 의해 일부가 손상되더라도 크게 걱정할 필요 없습니다. 회복이 빠를뿐더러 충분히 두텁기 때문에 작은 손상에는 문제없이 기능을 하니까요. 말 그대로 묵묵하고 듬직한 기관입니다. 그렇지만 반복적인 문제 앞에 장사는 없죠. 식도 역시 장기적으로 자극을 받으면 손상되고 기능이 저하될 수밖에 없습니다. 결국 문제가 생기죠. 역류성 식도염도 식도에 문제가 생긴 질환 중 하나입니다.

가장 큰 문제는 식도는 망가지기 시작해도 크게 증상이 나타나지 않는다는 점입니다. 증상이 나타나더라도 일상생활에 지장이 있을 만큼 심각하지 않을뿐더러 대부분 좋아졌다 나빠졌다를 반복합니다. 그렇기 때문에 '이러다 말겠지' '이 정도는 누구나 아픈 거 아니야?'라고 생각하며 방치하기 쉽습니다. 삶의 질이 현격히 떨어진 뒤에야 내원하시는 분들이 대부분이죠. 진료를 하다 보면 '조금만 더 일찍 치료를 받았더라면, 조금 더 적극적으로 관리를 했더라면'이라는 안타까움을 감출 수 없습니다.

∷ 위산: 중요하지만 위험한 내 몸속 염산

대체 위에 무엇이 들어 있길래 역류를 하면 식도의 손상으로 이어질까요? 기본적으로 위에는 우리가 먹은 음식물이 있습니다. 그리고 그 음식물을 죽같이 만들기 위해 분비되는 염산과 펩신, 소화효소 등이 있죠. 이 중 문제를 일으키는 것은 염산입니다. 위에 있는 염산이라 하여 '위산'이라고 하는데요. 고농도의 위산은 전체 위액을 pH 2 이하의 산성으로 만듭니다. 식초의 pH가 3~4 정도이니 상당히 강한 산이죠. 식도와 위에 생기는 질환은 이 위산으로 인한 경우가 대부분입니다.

그렇다고 오해는 하지 마세요. 위산은 소화과정에서 아주 중요한 역할을 합니다. 우선 음식을 통한 감염을 막는 1차 방어체계입니다. 음식물을 먹을 때 같이 들어온 각종 이물질과 세균, 발암물질을 화학적으로 살균하죠. 그렇기 때문에 위산이 감소하면 식중독에 걸릴 가능성이 높아집니다. 같은 음식을 먹었는데 아이는 식중독에 걸리고 어른은 괜찮았던 적 있으신가요? 아이들은 성인보다 위산이 적게 분비되기 때문에 그렇습니다.

또 위산은 펩신과 함께 위에 들어오는 음식물을 분해합니다. 펩신은 단백질을 아미노산으로 분해하는 소화효소인데요. 위의 주세포에서 펩시노겐이 분비되면 위산이 이 펩시노겐을 펩신으로 분해하는 동시에 활성화시킵니다. 위의 산도가 pH 4 이상이 되면 펩신이 활성화되지 못하니 단백질 소화에 있어서 위산의 역할은 막중합니다. 위산 '덕분에' 소화가 되고 식중독에 걸리지 않는 것이죠.

이렇게 고마운 위산도 식도로 자주 역류하면 문제가 됩니다. 어느 정도의 역류는 정상적입니다. 위 내용물은 하루에도 여러 번 식도로 역류하고 누구에게나 발생합니다. 하지만 그때마다 가슴이 쓰리거나 신물이 올라오지는 않습니다. 식도가 자체적으로 역류물을 청소하는 덕분입니다.

위 내용물이 역류하면 식도는 빠르게 연동운동을 합니다. 음식물을 위로 내려보낸 것과 같이 연동운동을 하여 역류물을 위로 다시 내려보내죠. 이 과정에서 사실상 대부분의 역류물이 제거됩니다. 그래도 소량의 역류물은 식도 점막에 묻어서 남아 있는데요. 이 부분은 침이 담당합니다. 신물이 올라오면 입에 침이 가득 고이는 경험을 해 보셨을 것입니다. 침을 평상시보다 많이 분비해 역류물을 빨리 내려보내기 위한 우리 몸의 작용입니다. 침이 식도 점막에 남아 있는 역류물을 화학적으로 중화시키는 것이죠.

그런데 조금 이상하지 않으세요? 위는 위액을 분비하는 기관이니 사실상 하루 종일 위산을 담고 있는데도 이상이 없는데 식도는 위산이 역류한다고 손상되는 것 말입니다.

아이러니하게 들릴 수도 있겠지만, 위는 위산을 분비하는 기관이기 때문에 위산으로부터 위벽을 보호하는 기능을 갖추고 있습니다. 뮤신이라는 점액단백질이 위벽을 단단히 코팅합니다. 또 위벽은 1분마다 50만 개의 세포를 제거하고 새로운 세포로 교체합니다. 3일이면 전체 상피가 재생되죠.

반면 식도는 위만큼 강력한 '보호'기능이 없습니다. 대신 식도를 공격하는 것들에 대해 적극적으로 '방어'합니다. 앞서 말한 청소기능도 그중 하나입니다. 또 식도 벽은 세포와 세포 사이가 매우 치밀해 세포 사이로 외부물질이 들어오기 매우 어렵고요. 중탄산이온을 포함한 점액이 식도 점막을 덮고 있어 위산이 역류해도 어느 정도는 중화됩니다.

역류는 누구에게나 발생하고, 정상적인 범위 안에서는 문제가 되지 않습니다. 식도가 알아서 잘 대처합니다. 하지만 위의 기능이 저하되거나 위산이 지나치게 많이 분비되어 역류가 잦아지면, 그리고 식도의 기능이 저하되어 역류물이 식도에 오래 남아 있으면 도리 없습니다. 망가지기 시작합니다.

⋮ 하부식도조임근: 식도와 위 사이, 중요한 문지기

식도와 위 사이에는 문과 같은 역할을 담당하는 기관이 있습니다. 위 내용물의 역류를 막는 1차 방어막인데요. 이제부터 말씀드릴 하부식도조임근입니다.

식도의 양쪽 끝에는 조임근이라는 괄약근 형태의 근육이 2개 있습니다. 식도가 시작하는 곳에 있는 조임근은 식도 상부에 있다고 하여 상부식도조임근Upper esophageal sphincter, UES, 식도가 끝나는 곳에 있는 조임근은 하부식도조임근Lower esophageal sphincter, LES이라고 합니다.

두 조임근은 수축과 이완을 통해 인두와 식도, 식도와 위 사이를 열고 닫는 역할을 합니다. 평상시에는 꽉 조이고 있다가 음식물을 먹을 때나 트림을 할 때만 벌어지는 식이죠. 상부식도조임근은 평상시에는 조여져 있다가 음식물이 인두로 넘어오면 열립니다. 음식물을 식도로 통과시킨 뒤에는 다시 조여져 음식물이 입으로 역류되는 것을 막고 들이마신 공기가 식도로 들어가는 것을 방지합니다.

하부식도조임근 역시 마찬가지입니다. 평상시에는 조여져 있다가 식도를 따라 음식물이 내려오면 열리죠. 음식물은 느슨해진 하부식도조임근을 통과해 위로 내려가고, 음식물이 모두 넘어가면 하부식도조임근은 다시 조여집니다. 하부식도조임근이 꽉 조이고 있으니 위로 넘어간 음식물과 위액은 다시 식도로 역류할 수 없죠.

이렇게 식도와 위 사이의 방어막 역할을 하는 하부식도조임근에 이상이 생길 수 있습니다. 꽉 조이고 있어야 하는데 쉽게 열려버리는 것이죠. 대부분의 역류는 하부식도조임근이 열려 있는 잠깐 동안 일어납니다.

정상적인 경우 하부식도조임근은 15~35mmHg 정도의 압력을 유지하고 있습니다. 이 압력이 10mmHg 이하로 낮아지면 기침을 하는 것처럼 조금만 배 안에 압력이 가해져도 하부식도조임근이 열려 버립니다. 하부식도조임근의 평상시 압력은 여러 가지 이유로 낮아지는데요.

우선 지방이 많은 음식이나 초콜릿, 콜라, 박하 등이 압력을 낮춘다고 알려져 있습니다. 흡연과 음주, 그리고 향콜린성 약물, 칼슘통로차단제, 베타작용제, 알파차단제, 비아그라 등 특정 약물도 악영향을 끼칩니다.

동물 실험과 하부식도조임근 세포를 이용한 연구 결과에 따르면 식도에 염증이 있으면 하부식도조임근 기능에 이상이 생기기도 했습니다. 식도의 염증이 하부식도조임근 기능의 이상으로 이어지고, 하부식도조임근 기능의 이상이 역류성 식도염으로 이어지는 악순환이 반복되는 것이죠. 다만 사람에게서는 이러한 악순환이 증명된 적은 없으니 연구가 더 필요한 부분입니다.

하부식도조임근은 음식물이 내려올 때만 열린다고 말씀드렸습니다만 예외도 있는데요. 의학적으로는 '일과성 하부식도조임근 이완'이라고 하는 현상으로 쉽게 말해 트림입니다. 위 안에 가스가 차면 압력이 높아집니다. 압력이 어느 정도 높아지면 배출해야 하죠. 하부식도조임근이 열려 입으로 배출하면 트림, 장으로 내려가 항문으로 배출하면 방귀가 됩니다. 트림은 위의 압력을 낮추려는 정상적인 생리적 반응이니 문제가 아닙니다. 역류성 식도염 환자도, 일반인도 모두 트림을 하죠.

이와 다르게 조임근의 수축과 이완을 조절하는 기능에 장애가 생겨 일과성 하부식도조임근 이완이 발생하기도 합니다. 위의 압력이 높아지지도 않았는데 트림이 나오는 것이죠. 일과성 하부식도조임근 이완에는 미주신경이 관여한다고 알려져 있지만 아직까지 명쾌한 원인은 밝혀지지 않았습니다.

⋮ 왜 역류성 식도염이 생길까?

역류성 식도염은 다양한 원인이 복합적으로 작용해 발병하며 다양한 증상이 얽혀 있는 질환입니다. 다수의 원인이 밝혀졌지만 아직 밝혀내지 못한 부분들도 있습니다. 그래서 지금 이 순간에도 세계 각국에서 활발한 연구가 이뤄지고 있고요.

역류성 식도염의 원인은 크게 식도의 기능 저하, 위의 기능 저하, 과도한 스트레스, 잘못된 식습관으로 나눌 수 있습니다. 이번 파트에서는 역류성 식도염의 원인들과 최근의 연구 동향을 조목조목 살펴보겠습니다.

① 식도의 기능 저하와 산주머니

앞서 살펴본 것처럼 식도는 역류에 방어하는 기능을 갖추고 있습니다. 위산이 역류하면 재빨리 연동운동을 해 역류물을 다시 위로 내려보내고요. 평소에는 하부식도조임근이 꽉 조이고 있어 역류물이 올라오지 못하게 방어하죠. 이 기능들에 문제가 생기면 식도가 위산에 자주, 그리고 오래 노출되며 역류성 식도염으로 이어지기 쉽습니다.

그리고 최근에는 '산주머니Acid pocket'가 역류성 식도염을 일으키는 주요 원인으로 주목받고 있습니다. 산주머니는 일과성 하부식도조임근 이완과 연관되어 있습니다. 과거에는 일과성 하부식도조임근 이완이 자주 발생하면 역류성 식도염으로 이어진다고 여겨진 적이 있습니다. 그런데 일과성 하부식도조임근 이완이 발생하는 횟수를 조사해 보니 일반인에 비해 역류성 식도염 환자에게서 더 많이 나타나지 않았습니다. 비슷하게 발생했죠. 차이점은 일반인은 일과성 하부식도조임근 이완이 발생할 때 주로 가스를 배출하고 위 내용물의 역류는 적은 반면 역류성 식도염 환자들은 일반인에 비해 2배 이상 위 내용물이 역류했습니다.

그렇다면 일과성 하부식도조임근 이완 자체가 원인이 아니라 일과성 하부식도조임근 이완이 발생할 때 위 내용물이 역류하는 이유가 따로 있고, 그 이유가 진짜 원인이 아니냐는 의문이 제기됐습니다. 그리고 밝혀진 것이 '산주머니'죠.

산주머니는 식후에 위의 가장 윗부분, 즉 식도와 만나는 접합부 근처에 아주 강한 산성이 나타나는 작은 구역을 말합니다. 음식물이 위에 들어가면 위산과 섞여 위의 산도가 중화되는데 산주머니는 음식물과 섞이지 않고 음식물 위에 떠 있습니다. 중화되지 않고 강한 산성을 유지하죠. 최근 연구들에 따르면 산주머니는 식후 14분째에 형성되어 90분간 유지됩니다.

일과성 하부식도조임근 이완은 보통 식후에 발생합니다. 식후에는 산주머니도 형성되어 있다 보니 일과성 하부식도조임근 이완이 발생할 때 강한 산성의 내용물도 같이 역류하게 되는데요. 물론 일반인에게도 산주머니는 있지만 역류성 식도염 환자들의 산주머니는 범위가 더 넓고 식도에 더 가깝습니다. 산주머니의 위치에 따라 산 역류가 5배 이상 증가했다는 보고도 있을 정도로 영향을 크게 주죠. 때문에 최근에는 산주머니가 역류성 식도염을 일으키는 주요 원인으로 주목받고 있습니다.

② 위의 기능 저하

흔히 역류성 식도염이라고 하면 위산이 많아서 역류가 잦아진다고 생각하십니다. 위산 분비를 억제하면 역류성 식도염이 나아질 것이라고 생각하시죠. 그렇기 때문에 위산 과다가 역류성 식도염의 중요 원인으로 알려져 있었지만 다수의 연구에서 역류성 식도염 환자들의 위산 분비가 일반인들과 다르지 않았다고 밝혀진 이후로 이에 대해서는 의견이 분분합니다.

위와 관련해 역류성 식도염의 원인으로 밝혀진 것은 기능 저하입니다. 음식을 많이 먹어 위에 가득 차면 위의 압력이 올라갑니다. 위의 압력이 높아지면 역류가 더 잘 일어나죠. 그래서 잦은 과식은 역류성 식도염의 대표적인 원인으로 꼽힙니다. 임신을 하고 역류성 식도염이 생기는 경우도 있습니다. 자궁이 커지며 위를 압박해 위의 압력이 높아지기 때문입니다. 비슷한 맥락에서 꽉 조이는 속옷이나 바지도 역류성 식도염의 원인으로 꼽힙니다.

정상적인 경우 위는 1분에 세 번 정도 연동운동을 해 음식물을 십이지장으로 내려보냅니다. 위의 기능이 저하되어 연동운동이 이보다 느리거나 약하면 위 속의 음식물이 십이지장으로 제때 배출되지 못합니다. 아무래도 위 속에 음식물이 정체되어 있으면 식도로 역류할 확률이 높죠. 위 내용물이 많은 만큼 역류물의 양도 많을 수 있고요.

　장내 세균의 불균형도 결과적으로 역류성 식도염의 원인이 됩니다. 장에 비정상적인 세균이 많아지면 대장에 문제가 생기는 것뿐 아니라 위의 연동운동도 방해하거든요. 장에서 시작된 문제가 위로 이어져 역류성 식도염까지 발생하는 것이죠. 소화기 증상을 호소하는 환자 3명 중 1명은 역류성 식도염과 기능성 소화불량, 과민대장증후군 중 두 가지 이상의 질환을 동시에 가지고 있을 정도입니다. 그만큼 위와 장, 역류성 식도염은 밀접하게 연관되어 있습니다.

③ 과도한 스트레스

　스트레스는 크게 두 가지 측면에서 역류성 식도염의 원인으로 지목됩니다. 우선 스트레스는 말초신경계와 중추신경계의 반응을 강화시킵니다. 스트레스를 받으면 같은 강도의 자극도 더 강하게 느껴지죠. 한마디로 예민해지는 것입니다.

　식도도 그렇습니다. 스트레스를 받아 불안해지면 식도의 통각이 과민하게 반응합니다. 위산이 조금만 역류해도 통증을 느끼죠. 그렇기 때문에 스트레스로 인해 역류성 식도염이 발생했다면 위산을 억제하는 등 일반적인 치료에는 반응하지 않을 수 있습니다. 자율신경계의 불균형을 바로잡고 몸의 스트레스 저항성을 회복시키는 등 보다 근본적인 치료로 접근할 때 나아지는 경우가 더 많습니다.

　스트레스가 과도하면 자율신경계의 균형이 깨집니다. 자율신경은 우리 몸의 기능을 자율적으로 조절하는 신경으로 심장박동과 감각기관을 조절하고 위와 장, 소장을 움직이며 호흡과 생식기능을 모두 관리합니다. 맛있는 것을 보면 침이 고이고, 긴장하면 가슴이 두근거리고, 스트레스를 받으면 소화가 잘되지 않는 것 등을 모두 자율신경이 조절하죠. 자율신경이 있어 우리 몸은 외부의 자극에 대응하여 항상성을 유지합니다.

교감신경	- 낮에 활동할 때, 운동할 때 주로 활성화됨. - 심장박동수를 높이고 혈관을 수축시켜 혈압을 올리며, 소화관의 운동을 감소시킴.
부교감신경	- 휴식할 때, 음식을 먹을 때 활성화됨. - 심장박동을 부드럽게 하고, 혈관을 확장시켜 혈류를 촉진, 심신을 이완 상태로 조정. 소화액 분비와 배변촉진.

〈교감신경과 부교감신경의 역할〉

자율신경은 교감신경과 부교감신경으로 이루어져 있습니다. 교감신경과 부교감신경은 서로 반대로 작용하는데요. 교감신경이 활성화되면 부교감신경이 비활성화되고, 부교감신경이 활성화되면 교감신경이 비활성화됩니다. 시소와 비슷하다고 생각하시면 됩니다. 둘 중 한쪽이 지나치게 활성화되면 다른 한쪽이 이를 막아 균형을 이루는 식이죠.

교감신경은 다급하거나 위험한 상황에서 활성화됩니다. 우리 몸을 각성시켜 상황에 빠르고 강하게 적응할 수 있게 하는 거죠. 그러다 '이제는 안정이 필요하다'고 판단되면 부교감신경이 활성화되어 우리 몸은 이완됩니다. 즉 스트레스를 받으면 우리 몸은 교감신경이 활성화되고 부교감신경은 저하되어 상황에 대응합니다.

문제는 과도한 스트레스가 지속될 때입니다. 스트레스가 지속되면 교감신경도 계속 활성화되어 있게 됩니다. 심장이 두근거리고, 호흡이 빨라집니다. 더 빨리 움직이고 더 분명히 생각할 수 있는 몸 상태를 유지하려는 것이죠. 혈액이 뇌와 심장에 집중되는 만큼 위와 장은 활발하게 기능하지 못합니다. 소화와 배변 활동이 저하되죠. 즉 과도한 스트레스는 자율신경계의 균형을 깨트리고 위와 장의 기능 저하로 이어져 역류성 식도염을 일으키게 됩니다.

④ 부절제한 식습관

역류성 식도염은 평소 생활습관과 밀접한 관련이 있습니다. 우리나라의 역류성 식도염 유병률의 변화만 봐도 알 수 있는데요. 30년 전만 해도 우리나라에서 역류성 식도염은 드물었습니다. 1990년대 초반 유병률은 2~3%에 불과했죠. 반면 서구에서는 역류성 식도염이 소위 말하는 '국민질환'이었습니다. 우리나라 사람들은 서구 사람들에 비해 위산의 분비 능력이 낮고 하부식도조임근의 압력이 상대적으로 높아 유전적으로 역류성 식도염과 거리가 멀기 때문입니다. 게다가 비만 인구가 적고 저지방식을 주로 섭취하는 등 역류성 식도염을 유발하는 생활양식과 정반대로 생활을 했었죠.

하지만 소득 수준이 높아지며 우리 식탁에서도 잡곡밥, 나물반찬은 사라지고 고기, 기름진 음식이 많아졌습니다. 한 집 건너 커피집이라고 할 만큼 카페인도 일상생활에 자리를 잡았고요. 최근 들어서는 배달앱이 많아지며 클릭 몇 번만 해도 새벽에 야식도 먹을 수 있습니다. 동시에 역류성 식도염 유병률이 급격히 증가하고 있죠.

고지방식, 카페인, 야식 등은 모두 역류성 식도염을 일으키는 요인인 동시에 악화시키는 주범입니다 역류성 식도염의 위험인자와 악화인자는 3장에서 따로 자세히 다루겠습니다. 앞서 언급한 식도나 위의 기능 저하는 약물 등 치료를 통해 증상을 조절하지만 식습관과 생활패턴은 환자 스스로 적극적으로 관리해야 하는 부분입니다. 치료와 생활습관의 교정이 병행할 때 역류성 식도염에서 완전히 벗어날 수 있습니다.

이렇듯 역류성 식도염의 원인은 다양합니다. 그렇지만 어느 하나의 특정 원인으로 인해 생기는 것이 아니라 다양한 원인이 복합적으로 작용한다는 것을 기억해 주세요. 저 역시 역류성 식도염 환자를 진료할 때는 병력을 자세히 듣고 꼼꼼히 진찰하며 '그 환자만의 발병 원인'을 찾아 근본적으로 치료하고 있습니다.

[더 알아보기]

역류성 식도염 정의의 변화

역류성 식도염에 대한 정의는 지속적으로 변해 왔습니다. 지금도 세계 곳곳에서는 새로운 연구와 치료 사례를 바탕으로 정의를 수정하며 발전시키고 있습니다.

1990년 중반까지만 해도 역류성 식도염의 정의는 각 국가단위로 논의됐습니다. 정의에 따라 진단과 치료가 이루어지는데 국가마다 정의가 다르니 역류성 식도염에 대한 의견이 늘 분분했습니다. 그래서 16개 국가의 전문가들이 1997년 벨기에 Genval에 모여 워크숍을 개최해 정의를 합의했습니다.

워크숍에서는 역류성 식도염을 진단하는 두 가지 기준이 제시되었습니다. 첫 번째는 내시경 검사에서 식도 점막의 손상이 관찰미란성 역류질환된 경우, 두 번째는 내시경 검사에서는 유의한 손상이 보이지 않더라도 역류로 인한 증상이 삶의 질에 영향을 줄 정도비미란성 역류질환인 경우입니다. 두 가지 모두를 역류성 식도염으로 진단하기로 의견을 모았습니다. 역류 증상은 주 2회 이상일 때 역류질환으로 인정하기로 했지요.

이후 2005년 캐나다 몬트리올에서 또 한 차례의 큰 합의가 있었습니다. 이를 '몬트리올 정의'라고 하는데요. 18개국 44명의 전문가들이 모여 역류성 식도염의 정의를 수정했습니다. 기존의 정의인 '위 내용물이 식도 내로 역류하여 일상생활에 지장을 주는 증상을 발생시키는 경우'를 '위 내용물이 식도 내로 역류하여 일상생활에 지장을 주는 증상을 발생시키거나 합병증을 유발한 경우'로 개정했습니다. 역류로 인한 합병증까지로 질환의 범위를 확대 인정한 것이죠.

동시에 역류성 식도염의 범주를 식도증후군과 식도 외 증후군으로 분류하였습니다. 식도증후군에는 미란성 역류질환과 비미란성 역류질환, 식도암 등이 포함되었고 식도 외 증후군으로는 기침, 후두염, 천식, 치아 미란증도 역류와 연관이 있다고 인정해 포함시켰습니다.

또 Genval 워크숍에서는 주 2회 이상 역류가 있어야 증상으로 인정한 반면 몬트리올 합의에서는 증상이 중증도 이상이면 주 1회 역류를 해도 인정하기로 했습니다.

현재 미국과 유럽 등 전 세계 대부분의 국가에서 몬트리올 정의를 따르고 있습니다.

우리나라를 포함한 아시아지역 국가들도 함께 2004년에 '아시아-태평양 합의'를 발표한 뒤 2008년에 수정 보완했습니다. 몬트리올 정의가 서양 환자들을 대상으로 서양 의사들에 의해 제정된 것이라 상대적으로 역류성 식도염의 빈도가 적고 증상이 다른 아시아권에서는 차이가 있었기 때문이죠.

우리나라의 지침도 있습니다. 2005년에 대한소화기기능성질환·운동학회에서 역류성 식도염, 기능성 소화불량증, 과민대장증후군 및 변비 치료에 관한 임상진료지침을 처음 공표했죠. 그리고 2010년 국내외 연구를 종합하여 역류성 식도염의 치료에 대한 근거기반 진료지침으로 개정해 2011년 대한소화기학회지에 정식으로 발표했습니다. 우리나라도 몬트리올 정의를 채택하여 역류성 식도염은 위 내용물이 식도로 역류하여 불편한 증상을 유발하거나 이로 인하여 합병증을 유발하는 질환으로 정의합니다.

2장

혹시 나도 역류성 식도염?

∷ 역류성 식도염의 다양한 증상들

역류성 식도염의 증상은 크게 역류와 관련되어 나타나는 전형적인 증상과 역류와는 다소 거리가 있는 비전형적인 증상으로 나눌 수 있습니다.

몬트리올 정의에서는 가슴 쓰림과 산 역류를 전형적인 증상으로 정의했습니다. 두 증상은 역류성 식도염 환자들이 대부분 호소하는 증상이자 역류성 식도염에서만 주로 나타나는 특징적인 증상입니다. 비전형적인 증상으로는 가슴 통증이나 목 이물감, 연하곤란, 연하통 등이 포함됩니다. 역류성 식도염이 장기간 지속되면 기침과

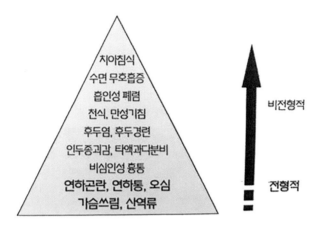

〈표〉위 식도 역류질환의 증상
(출처: 위 식도 역류질환 최신 진단과 치료)

천식, 후두염, 치아 미란 등의 증상으로 이어지기도 합니다.

역류성 식도염의 경우 다양한 증상이 동시에 나타나기도 하지만 가슴 쓰림이나 산 역류 없이 가슴 통증만 나타나는 등 일부 비전형적인 증상만 호소하는 경우도 많습니다.

나라마다 주로 나타나는 증상이 다르기도 한데요. 서양의 경우 주로 가슴 쓰림이나 산 역류를 호소하는 반면 우리나라 환자들은 목 이물감, 가슴 통증, 만성 기침, 연하곤란 등을 호소하는 경우가 많습니다. 게다가 내시경 검사에서 식도의 손상이 나타나지 않는 '비미란성 역류질환'이 더 많고요. 때문에 우리나라의 경우 역류성 식도염 진단에 있어서 더욱 세심하고 꼼꼼한 진료가 필요합니다.

〈역류성 식도염 자가 진단〉
최근 일주일간 다음의 증상들이 얼마나 나타났나요?
아래 질문에 자신의 상태를 체크해 보세요.

질문	증상의 빈도			
	없음	1일	2~3일	4~7일
얼마나 자주 가슴뼈 안쪽의 가슴 쓰림이나 타는 듯한 느낌이 있었습니까?	0	1	2	3
얼마나 자주 위 내용물이 목구멍이나 입까지 역류하는 증상이 있었습니까?	0	1	2	3
얼마나 자주 상복부 중앙(명치)에 통증이 있었습니까?	3	2	1	0
얼마나 자주 메스꺼움이 났습니까?	3	2	1	0
얼마나 자주 가슴 쓰림이나 산 역류로 인하여 숙면을 취하기 어려웠습니까?	0	1	2	3
얼마나 자주 가슴 쓰림이나 산 역류로 인하여 의사 처방 없이 약물을 복용하였습니까? (예: 미란타, 알마겔과 같은 제산제)	0	1	2	3

답변의 총합이 8점 이상이라면 역류성 식도염일 가능성이 높습니다.

⋮ 전형적인 증상 1.
⋮ 가슴 쓰림 "가슴이 타들어 가는 것 같아요"

역류성 식도염의 가장 특징적인 증상은 가슴 쓰림입니다. 영어로는 Heartburn이라고 하는데요. 단어 그대로 가슴Heart이 불탄다Burn는 뜻입니다. 그래서 '흉부 작열감'이라고도 합니다.

가슴 쓰림은 주로 역류성 식도염에서만 나타나는 증상이기 때문에 평소에는 잘 느끼지 못합니다. 과거에는 역류성 식도염이 흔치 않은 질환이었기 때문에 이 증상을 표현하기 어려워하시는 경우도 적지 않습니다. 가슴이 쓰리다고 하시는 분들보다는 막연하게 '가슴이 아프다'고 말씀하시는 경우가 많죠. 조금 더 구체적으로 '가슴이 화끈거린다' '가슴 뒤가 뜨겁다'고 하시는 분들도 계시고요. 더러 증상이 심한 분들은 '가슴이 타들어 가는 것 같다' '가슴 뒤에 고춧가루를 뿌려 놓은 것 같다'고도 하십니다. 진료를 하며 역류성 식도염이 의심될 때는 보다 확실히 하기 위해 '위나 가슴 아래쪽부터 목 쪽으로 올라오며 타는 듯한 통증이 있으시냐'고 여쭤봅니다. 많은 경우 고개를 크게 끄덕이십니다.

가슴 쓰림은 서양에서는 역류성 식도염 환자 4명 중 3명이 겪는 흔한 증상입니다. 환자들은 주로 음식을 먹은 후에 증상이 나타난다고 말합니다. 실제로 가슴 쓰림은 식후 30분에서 2시간 사이에 나타나 10분 이상 지속됩니다. 특히 과식을 했거나 맵거나 자극적인 음식을 먹었을 때, 지방을 많이 포함한 음식을 먹었을 때 주로 나타나고요. 환자에 따라 커피, 초콜릿, 술과 같은 특정 음식을 먹은 뒤에 가슴이 쓰린 경우도 있습니다. 가슴 쓰림이 심하지 않은 경우에는 제산제나 우유를 마시면 3~5분 내에 바로 증상이 사라집니다.

음식을 먹은 뒤 바로 눕거나 앞으로 구부리면 가슴 쓰림이 쉽게 일어나고 증상이 악화될 수 있습니다. 배에 힘을 많이 주면 심해지기도 하고요. 또 밤에 가슴 쓰림이 심하다는 환자들도 있는데요. 이 경우 잠을 제대로 주무시지 못해 다음 날 일상생활의 지장으로 이어지는 경우가 많습니다. 심한 경우 수면장애로 이어지기도 하고요. 역류성 식도염은 삶의 질을 떨어뜨리는 대표적인 질환으로 알려져 있습니다. 특히 가슴 쓰림이 심한 환자들은 다른 증상이 나타나는 환자들에 비해 일상생활을 유지하는 것이 힘들다는 말씀을 더 많이 하십니다. 그만큼 괴롭다는 뜻이겠죠.

가슴 쓰림은 대부분 식도 점막이 손상되어 있는 상태에서 위 내용물이 역류할 때 발생합니다. 상처를 위산이 자극해 통증이 나타나는 것이죠. 이 외에도 식도 점막이 민감하거나 식도 수축이 지속될 때는 식도 점막의 손상이 없거나 약한 자극에도 가슴이 쓰릴 수 있습니다. 남성보다 여성, 스트레스를 받고 젊을수록 식도 점막이 민감하다고 알려져 있습니다.

≡ 전형적인 증상 2.
≡ 산 역류 "신물이 올라와요"

위액이나 위 내용물. 십이지장액이 식도로 역류하는 현상을 말합니다. 산 역류는 주로 음식을 먹은 뒤 바로 누울 때 발생하죠. 역류되는 내용물에 따라 환자가 느끼는 맛이 달라지는데요. 위산이 역류되면 주로 신맛, 십이지장액이 역류되면 쓴맛이 느껴집니다.

간혹 식사를 하면 음식물이 올라오는 경우가 잦아 역류성 식도염인 것 같다며 내원하시는 분들이 계십니다. 역류와 '되새김'을 착각하시는 것입니다. 음식을 먹은 직후에 음식물만 올라오면 역류보다는 되새김일 확률이 큽니다. 환자분들께 되새김을 말씀드리면 사람이 소도 아니고 되새김질을 하냐며 놀래시곤 합니다. 네. 사람도 되새김을 합니다. 신물이나 쓴물이 올라오는 위산 역류와는 달리 되새김은 통증이 없이 음식물만 올라옵니다. 식후 1~2시간 이내에 자주 발생하고 깨어 있거나 서 있을 때도 발생하고요. 어린아이들에게 흔하게 나타나는데요. 비만이거나 스트레스를 자주 받는 성인에게서도 종종 나타납니다.

가슴 쓰림	가슴이 쓰리다, 시큰거린다, 생목이 올라온다, 신물이 넘어온다, 신물이 올라온다, 얼얼하다, 타는 것 같다, 화하다, 화끈거린다, 따끔하다, 불이 나는 것 같다, 뜨거운 물이나 불에 덴 것 같다, 고춧가루를 뿌려 놓은 것 같다, 수세미로 세게 문지르는 것 같다.
연하곤란	음식이 내려가다가 한 번 걸렸다가 내려간다, 중간에 걸려서 더 이상 내려가지 않는다, 내려가지만 힘들게 내려간다, 음식이 목에서 막혀 버린다.

가슴 통증	쥐어짠다, 조인다, 쿡쿡 쑤신다, 칼로 찌른다, 도려낸다, 찌근덕거린다, 욱신욱신하다, 묵직하다, 뻐근하다, 뻑지근하다, 무거운 것이 누른다, 찌릿하다, 가슴이 터지는 것 같다, 찢어지게 아프다, 후벼 판다, 가슴이 아파 생땀이 난다.
목 이물감	목 안이나 가슴속에 무엇이 들어 있다, 가득 차 있어 내려가지 않는다, 가슴이 뻥 뚫렸으면 좋겠다, 무엇이 막고 있는 것 같다, 걸려 있다, 돌덩이가 들어 있다, 가슴이 답답하다, 갑갑하다.
가슴 답답	가슴이 막히는 느낌이 든다. 숨이 차다, 숨이 막히고 갑갑하다, 가슴이 답답해 한숨을 반복적으로 쉬어야 된다.

〈표〉역류성 식도염 증상에 따라 많이 쓰는 표현

⁝ 비전형적인 증상 1.
⁝ 가슴 통증 "가슴을 쥐어짜는 것 같아요"

비전형적인 증상 중 가장 대표적인 것은 가슴 통증입니다. 흔히 '가슴을 쥐어짜는 것 같다' '가슴이 터질 것 같다' 등으로 표현하며 환자들이 가장 두려워하는 증상이기도 합니다. 보통 가슴에 통증이 느껴지면 심장질환이 떠오르기 때문이죠. 하지만 가슴 통증을 호소하는 환자 중 심장질환인 경우는 10명 중 1~2명에 불과합니다. 그보다는 소화기계 질환이나 심리적인 요인 등 다른 질환에서 유발된 경우가 많죠. 특히 역류성 식도염이 원인일 확률이 가장 높습니다. 식도가 심장과 인접해 있다 보니 역류성 식도염이어도 가슴과 심장 부위에 통증이 느껴지기 쉽거든요. 그러다 보니 환자 입장에서는 가슴 통증이 나타나면 겁부터 납니다.

병원에서도 환자가 가슴 통증을 호소하는 경우 일단 심장질환을 염두에 두고 진찰을 시작합니다. 심장질환이라면 생명에 위협이 될 수 있으니까요.

사실 증상만으로는 가슴 통증이 심장질환에서 비롯됐는지, 역류성 식도염에서 비롯됐는지 감별이 어렵습니다. 두 경우 모두 가슴을 쥐어짜는 것 같다거나 터질 것 같다 등 상당히 비슷한 양상으로 나타나거든요. 언제 발생하는지, 동반되는 증상은 무엇인지 등을 종합적으로 고려해야 합니다.

역류성 식도염으로 인한 가슴 통증이라면 식사 후 또는 누운 자세에서 악화되는 경향이 있습니다. 스트레스를 받을 때 심해지기도 합니다. 또 통증이 길게 갑니다. 수 시간 또는 수일까지 지속되기도 하죠. 제산제를 먹으면 완화되는 것도 특징입니다.

반면 심장질환에서 비롯된 가슴 통증은 주로 운동을 하거나 무거운 물건을 들어 올릴 때 심해집니다. 협심증과 심근경색은 혈관이 좁아져 발생하는 질환이기 때문에 움직임이 많아져 심장에서 피를 많이 사용하게 되면 통증이 심해지니까요. 협심증으로 인한 가슴 통증의 경우 3~5분, 심근경색으로 인한 경우에는 20분 이상 지속됩니다.

⫶ 비전형적인 증상 2.
⫶ 연하곤란 "음식이 잘 안 내려가요"

보통 물을 마시거나 음식을 삼킬 때는 어떤 감각도 느껴지지 않습니다. 음식물은 입에서 위까지 쓱 내려갑니다. 그런데 음식물이 내려가는 느낌이 나는 경우가 있습니다. 쉽게 내려가지 못하기 때문인데요. 이런 증상을 연하곤란이라고 합니다. 연하곤란을 겪는 환자들은 보통 '음식이 내려가다가 한 번 걸렸다 내려간다' '중간에 꽉 걸려 있는 것 같다' '내려가지 않아 꿀꺽꿀꺽 삼키게 된다' 등으로 표현합니다.

식도는 평상시에는 납작해져 있다가 음식물이 통과할 때는 최대 4cm까지 확장됩니다. 그런데 식도암이나 협착 등이 있으면 음식물이 통과할 때 충분히 확장하지 못하죠. 보통 2.5cm 이상으로 확장되지 못하면 간헐적으로 연하곤란이 나타나고 1.3cm 이상 확장되지 못하면 음식물을 삼킬 때마다 연하곤란이 나타난다고 합니다.

연하곤란은 목이 답답하다는 점에서는 목 이물감과 비슷하지만 다른 점도 있습니다. 연하곤란을 겪는 환자들은 음식을 삼킬 때 불편함을 호소하는 반면 목 이물감은 평상시에 목에 무언가가 걸려 있거나 붙어 있는 것 같아 불편하다고 하죠. 또 갑자기 연하곤란이 나타나는 경우 식도 염증성 질환일 확률이 높습니다. 특히 침도 삼킬 수 없을 정도로 고통스럽다면 식도염이나 궤양 등 식도 점막에 심한 염증이 있을 수 있습니다. 반면 연하곤란이 수개월에 걸쳐 천천히 진행된다면 식도암을 염두해 봐야 합니다. 식도암일 경우 초기에는 고기나 떡 같은 딱딱한 음식을 먹을 때 연하곤란이 나타나다가 나중에는 죽이나 물 같은 음식을 삼키기도 힘들어집니다.

⠿ 비전형적인 증상 3.
⠿ 목 이물감 "목에 무언가 걸려 있는 것 같아요"

목 이물감은 목 안에 무엇인가 걸려 있는 듯한 느낌과 걸린 것을 뱉어 내려고 해도 나오지 않는 증상을 말합니다. 성인 2명 중 1명이 겪은 경험이 있을 정도로 흔하죠. 하지만 증상이 장기간 지속되고 재발도 잦아 치료가 쉽지 않은 증상이죠. 연하곤란이 음식을 먹을 때 발생하는 반면 목 이물감은 음식물을 먹을 때는 오히려 증상이 사라지고 평상시에 나타납니다. 환자들은 목 이물감이 들 때면 물을 마시거나 '흠~ 흠~' 헛기침을 해 불편한 느낌에서 벗어나려고 합니다.

목 이물감은 다른 말로 '히스테리 구Globus hystericus'라고 합니다. 아무런 이상이나 원인이 없는데도 목 안에 공 같은 것이 오르락내

리락하는 느낌을 받는 증상이라는 뜻입니다. 그만큼 신경증적 증상으로 여겼던 것이죠.

목 이물감이 스트레스와 밀접한 것은 사실입니다. 많은 환자들이 스트레스를 받은 뒤에 목 이물감이 나타났다고 말합니다. 실제로 목 이물감을 호소하는 환자의 96%에서 심리적인 긴장이 증상을 악화시켰다는 연구도 있고요. 성격도 영향을 끼칩니다. 환자들의 성격을 분석한 연구에서 목 이물감 환자들은 감정 표현을 잘 하지 않고 근심걱정이 많고 민감한 성향이 평균보다 높게 나타났습니다.

하지만 목 이물감은 단지 신경증적 증상뿐만이 아니라 역류에 직접적으로 영향을 받아 생기는 증상으로 볼 수도 있습니다. 목 이물감 증상이 있는 환자 중 절반 이상에서 위 식도 역류가 확인되었으며 식도 원위부에 산성자극을 주는 경우 목 이물감을 호소한다는 보고가 있었거든요. 역류로 인해 지속적으로 자극을 받을 경우 실제 염증이 생길 수 있습니다. 장기간 지속되며 반복되면 만성 염증이 되고 조직이 변해 실제 이물감으로 이어질 수 있습니다.

목 이물감의 원인으로는 역류로 인해 식도 입구의 수축근이 자극을 받는 것과 비정상적으로 높은 상부식도조임근의 압력, 식도의 운동장애 등이 제기되고 있습니다.

⠿ 비전형적인 증상 4.
⠿ 만성 기침 "기침이 너무 오래가요"

뚜렷한 다른 호흡기계 증상이 없는데도 3주 이상 기침이 지속된다면 역류성 식도염을 의심할 수 있습니다. 위산이 식도를 지나 인후두까지 역류하거나 역류한 위산이 기관지로 흡인된 경우 만성 기침이 발생할 수 있습니다. 또 위산이 역류해 하부식도의 미주신경이 자극되면 식도-기관지 반사가 유발되어 기침을 유발할 수도 있고요. 이 경우 역류가 간접적인 자극이 되어 만성 기침이 생깁니다. 위 식도 역류는 천식과 후비루에 이어 세 번째로 흔한 만성 기침의 원인으로 알려져 있습니다. 실제 진료를 하다 보면 만성 기침으로 내원하시는 환자들은 호흡기에 문제가 있을 거라고 짐작하고 오시지만 소화기가 원인인 경우가 종종 있습니다.

역류에 의한 기침은 주로 낮에, 그리고 서 있을 때 발생합니다. 이 외에도 말을 하거나 식사 도중에 나오는 기침이나 침대에서 일어날 때 하는 기침이 역류성 식도염과 관련이 있을 것으로 여겨지고 있습니다. 만성 기침을 호소하는 역류성 식도염 환자의 경우에는 가슴 쓰림이나 산 역류 등 전형적인 증상은 없이 쉰 목소리, 후두통 등의 증상을 동반하는 경우가 많습니다.

비전형적인 증상 5.
쉰 목소리 "목이 쉬었다가 나아졌다가"

스포츠경기장이나 노래방에서 소리를 많이 지르면 쉽게 목이 쉽니다. 이런 경우 목을 쓰지 않고 휴식을 취하면 단시간 내에 회복됩니다. 그렇지 않고 2주 이상 쉰 목소리가 지속된다면 종합적으로 원인을 파악할 필요가 있습니다. 위산 역류가 원인 중 하나입니다.

앞서 식도는 위와 달리 위산에 대한 보호기능이 약하다고 말씀드렸습니다. 대신 식도 청소기능 등을 통해 식도 점막을 공격하는 것들에 대한 방어기능을 갖추고 있죠. 후두는 식도보다 위산에 더 취약합니다. 산 청소기능이나 점막의 방어기능도 없죠. 그렇기 때문에 소량의 역류에도 쉽게 손상됩니다.

위산이 역류해 후두에 염증이 생겨 장기간 지속되면 여러 가지 증상을 유발합니다. 대표적인 것이 쉰 목소리입니다. 위산 역류에 의해 쉰 목소리는 증상이 좋아졌다 나빠졌다를 반복합니다. 주로 아침에 일어났을 때 증상이 심해지고 낮이 되면 나아지죠. 목 이물감이 불편해 헛기침을 자주 하다가 목소리가 쉬는 경우도 적지 않습니다.

반면 목감기 등 감염으로 인해 목소리가 쉬면 시간이 지나며 점차 회복되고 성대 결절에 의해 목소리가 쉬면 쉽게 나아지지 않습니다. 악성종양에 의한 경우는 증상이 점차 심해집니다.

▦ 비전형적인 증상 6.
▦ 치아 미란증 "충치가 쉽게 생겨요"

위산이 역류해 입까지 올라오면 치아도 손상됩니다. 치아에 강한 산성인 위산이 닿으면 치아의 가장 표면층인 법랑질이 녹아내립니다. 법랑질은 회복이 되지 않습니다. 때문에 위산에 노출되는 만큼 손상이 누적되죠. 치아 미란은 이처럼 '세균에 의한 것이 아닌 화학적인 반응의 결과로 치아의 구조에 비가역적인 손상이 오는 것'을 뜻합니다.

역류성 식도염 환자들만 치아 미란이 있는 것은 아닙니다. 탄산음료나 과일주스 등 낮은 산도의 음식을 먹을 때도 치아는 산에 노출되니까요. 또 설탕이 많이 포함된 음식을 먹으면 입안의 세균이 설탕을 분해하면서 산酸을 발생시키기도 합니다. 한 보고에 따르면 일반인의 2~18%에서 치아 미란이 있습니다. 반면 역류성 식도염 환자들의 경우 17~68%에서 치아 미란이 있었죠. 즉 일반적인 경우보다 역류성 식도염 환자들의 치아는 더 자주 산에 노출되기 때문에 치아 미란이 더 많이 발생합니다. 더불어 치아가 변색하거나 시린 증상이 나타날 수도 있습니다. 역류한 음식물로 인해 입냄새가 나기도 하고요.

치아 미란이 가장 흔히 관찰되는 치아는 아래쪽 어금니입니다. 위산이 입까지 역류했을 때 가장 먼저 닿기 때문입니다.

〔더 알아보기〕

증상별 의심질환

가슴 쓰림	소화불량, 위궤양, 십지지장궤양, 협심증, 역류성 식도염
가슴 통증	심근경색증, 늑막염, 기흉, 공황장애, 협심증, 식도이완불능증, 폐렴, 흉곽출구증후군, 역류성 식도염
연하곤란	갑상선 결절, 갑상선암, 구강암, 뇌졸중, 바렛식도, 역류성 식도염, 식도암, 식도이완불능증, 인후두염, 편도선염, 후두암, 편도암, 후비루
목 이물감	바렛식도, 불안장애, 비중격 만곡, 역류성 식도염, 인후두염, 편도암, 후두암, 후비루
목소리 변화	역류성 식도염, 인후두염, 폐암, 갑상선기능저하증, 갑상선암, 구강암, 성대와 후두용종, 식도암

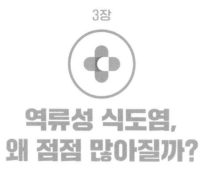

3장

역류성 식도염,
왜 점점 많아질까?

☰ 30년 사이, 무슨 일이 있었길래?

역류성 식도염은 전 세계적으로 유병률이 높으며 꾸준히 증가하고 있는 질환입니다. 미국, 캐나다, 영국 등 서양에서는 과거부터 유병률이 20%까지 보고될 정도로 흔한 질환이지만 우리나라는 그렇지 않았습니다. 1990년대 초반까지만 해도 유병률이 1~2%에 불과한 보기 드문 질환이었죠. 2000년대에 들어서 유병률이 가파르게 증가하기 시작해 최근에는 서양과 비슷한 수준에 달하는 유병률이 보고되고 있습니다. 유병률을 비교하면 여전히 서양에 비해서는 낮지만, 증가율은 우리나라가 훨씬 높은 편이죠.

이에 대해서는 두 가지 의문이 있어 왔습니다. '그동안은 왜 우리나라를 포함한 동양권에서는 역류성 식도염이 적었느냐'와 '그렇다면 왜 최근 들어 급격히 늘고 있느냐'입니다.

첫 번째 의문에 대해서는 다양한 가능성이 제기되었습니다. 우선 역류성 식도염 자체가 우리나라에서 드문 질환이다 보니 과거에는 의료진과 환자 모두 관심 자체가 덜했고, 그러다 보니 진단이 적게 내려졌을 가능성이 있습니다. 서양은 가슴 쓰림과 산 역류 등 전형적인 증상을 호소하는 환자가 대부분인 반면 우리나라는 전형적인 증상을 동반하지 않고 비전형적인 증상만 나타나는 경우가 더 많습니다. 서양은 내시경 검사에서 식도 손상이 관찰되는 미란성 역류질환이 많은 반면 우리나라는 식도 손상이 없거나 미미한 비미란성 역류질환 환자들이 더 많기도 하고요. 때문에 진료과정에서 역류성 식도염의 가능성이 배제되었을 수 있죠.

식도 점막에서 이유를 찾기도 합니다. 우리나라는 역류성 식도염이 식도 협착 등 심한 합병증으로 이어지는 경우가 서양에 비해 훨씬 적습니다. 서양인보다 식도 점막이 워낙 튼튼하기 때문에 합병증으로 이어지지 않고, 같은 이유에서 역류성 식도염 자체가 덜 발생한다는 것이죠.

서양인에 비해 우리나라 사람들은 위산 분비가 적다고 추정하기도 합니다. 우리나라와 같은 동양권인 일본도 서양에 비해 역류성 식도염 유병률이 낮은데요. 일본인들의 경우 1970년대보다 1990년대에 위산 분비가 많아졌다는 연구가 발표된 적이 있습니다. 같은 시기에 역류성 식도염 유병률도 증가했고요. 동양인들이 서양인에 비해 위산 분비가 적기 때문에 역류성 식도염이 적게 발생한다는 추정이 가능한 것이죠. 우리나라 사람들은 서양인에 비해 하부식도조임근의 압력이 상대적으로 더 높기도 합니다. 위와 식도 사이를 하부식도조임근이 꽉 조이고 있으니 역류가 덜 발생합니다. 여러 가지 측면에서 우리나라 사람들은 선천적으로 역류성 식도염에 강한 것이죠.

그럼에도 불구하고 최근 30년 사이에 역류성 식도염의 유병률이 가파르게 증가한 가장 큰 이유는 식생활을 포함한 생활양식의 변화입니다. 경제적으로 여유가 생기며 식단이 바뀌었습니다. 잡곡밥, 나물 위주의 식사는 줄었고 고기, 햄버거, 피자 등 기름지고 열량이 높은 서구식 식사는 늘었습니다. 고열량 고지방 음식은 소화가 더뎌 위에 머무는 시간이 깁니다. 하부식도조임근을 느슨하게 하고요. 때문에 위산 역류가 빈번해집니다.

서구식 식사가 보편화되며 비만 인구도 늘었습니다. 보건복지부에 따르면 2019년 우리나라 비만율은 33.8%인데요. 비만인 경우 복부에 쌓인 지방이 위 주변을 압박해 복압이 높아집니다. 복압이 높아지면 역류가 잦아지죠. 서구식 식사는 직간접적으로 역류성 식도염을 유발하고 있는 셈입니다.

65세 이상 노인 인구의 증가도 원인으로 꼽힙니다. 나이가 들어갈수록 식도도 노화하죠. 식도의 기능이 떨어지면 연하곤란, 위 식도 역류 등 증상이 흔하게 나타납니다.

마지막으로 우리나라는 외국에 비해 내시경 비용이 상대적으로 저렴하고 굳이 큰 병원을 가지 않더라도 동네에서도 내시경 검사를 하는 병원을 쉽게 찾을 수 있습니다. 건강검진에서 내시경을 하는 경우도 많고요. 내시경 검사를 하는 경우가 많으니 그만큼 진단을 받는 경우도 많을 수밖에 없죠.

식습관을 포함한 생활양식은 점점 더 서구화되고 있습니다. 비만과 노인 인구도 더 늘어나고 있고요. 건강에 대한 관심도 많아지고 있습니다. 이 같은 이유로 전문가들은 역류성 식도염의 증가 추세를 멈추기는 어려울 것으로 보고 있습니다. 저 역시 동의합니다.

⠿ 역류성 식도염과 밀접한 위험인자들

'위험인자'라는 의학용어가 있습니다. 특정 질환의 발생 확률을 높이는 인자를 뜻하는데요. 흡연은 폐암, 고혈압은 뇌출혈의 대표적인 위험인자입니다. 그렇다고 흡연을 한다고 모두 폐암에 걸리는 것은 아니죠. 고혈압이라고 모두 뇌출혈을 일으키는 것도 아니고요. 흡연을 하면 폐암에 걸릴 확률이 높아지고 고혈압이면 뇌출혈을 일으킬 확률이 높아지는 것입니다. 위험인자는 이처럼 인과성이 아닌 상관성을 뜻합니다.

역류성 식도염도 위험인자들이 있습니다. 비만과 흡연, 음주, 약물 등이 대표적인 위험인자라고 알려져 있죠. 지금부터 하나하나 살펴보겠습니다.

① 성별, 나이

통계적으로 여성보다는 남성이 역류성 식도염에 더 잘 걸립니다. 아무래도 남성은 역류성 식도염의 위험인자인 흡연과 음주를 하는 비율이 높고 비만율도 더 높기 때문인 것으로 보입니다.

연령대를 비교해 보면 젊은 층보다는 고령층에서 역류성 식도염이 많이 나타나는데요. 특히 사회 활동이 왕성한 40, 50대에서 가장 많이 발생합니다. 이 역시 흡연, 음주, 스트레스의 영향으로 여겨지고 있습니다. 코로나19 이후에는 20대 환자들이 큰 폭으로 증가했는데요. 배달음식과 혼술, 야식을 즐긴 부작용으로 보입니다.

② 비만(복부 비만)

비만은 몸 안에 지방이 과잉으로 축적된 상태를 말합니다. 전 세계적으로 비만 인구는 증가하고 있는데요. 세계보건기구World Health Organization에 따르면 전 세계 비만 인구는 1975년 이후 3배 이상 증가했습니다. 세계비만연맹은 2025년에는 전 세계 인구 3명 중 1명이 비만일 것이라고 예측한 바 있죠. 고열량 음식을 먹고 활동량은 적은 현대인들에게 비만은 어찌 보면 피할 수 없는 질병입니다.

현재 비만을 측정하는 방법으로는 체질량지수Body mass index, BMI가 사용되고 있습니다. 세계보건기구에서는 BMI 30kg/m2 이상을 비만으로 정의하며 우리나라는 아시아-태평양지역의 기준에 따라 23kg/m2 이상을 과체중으로 25kg/m2 이상을 비만으로 정의합니다.

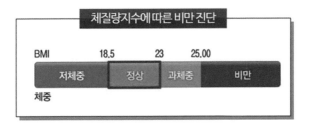

$$\text{체질량지수} = \frac{\text{몸무게(kg)}}{[\text{키(m)}]^2}$$

ex) 키: 170cm / 몸무게: 70kg
70 ÷ (1.7 × 1.7) = 24.2

비만은 허혈성 심질환, 뇌졸중, 당뇨병, 고혈압, 이상지혈증, 근골
격계 질환, 각종 암 등 다양한 질환의 위험인자로 알려져 있습니다.
더불어 역류성 식도염의 위험인자이기도 합니다. 다수의 연구를 통
해 비만과 과체중에서 역류성 식도염의 유병률이 정상 체중보다 높
다는 것이 입증되었거든요. 미국 여성 1만여 명을 대상으로 한 조
사에서는 BMI 지수가 높을수록 위 식도 역류 증상을 많이 호소했
습니다.

비만이 역류성 식도염을 유발하는 원인으로는 위 내 압력의 증
가, 일과성 하부식도조임근 이완의 증가, 식도와 위의 압력 차이 등
으로 인해 위산이 쉽게 역류하기 때문이라고 알려져 있지만 아직까
지 완전히 밝혀지진 않았습니다.

2000년대 중반부터는 단순 BMI 수치상에서의 비만보다 복부 비만과 관계가 높다는 연구들이 발표되고 있습니다. 허리와 엉덩이의 비율Waist to Hip Ratio;WHR 지수가 0.8 미만인 경우에 비해 1.0 이상인 경우 역류성 식도염의 위험도가 4배 이상 증가하는 것으로 나타난 것이죠. 남성은 WHR 지수가 1.0 이상, 여성은 0.85 이상일 때 복부 비만으로 봅니다.

복부 비만 자체가 위 내 압력을 높여서 역류가 잦아진다는 견해가 있고, 내장지방에서 분비되는 각종 염증성 사이토카인이 위와 식도의 운동을 저해하기 때문이라는 견해가 있습니다.

이 외에도 스페인과 우리나라에서는 단기간에 체중이 증가하면 역류성 식도염의 위험도가 높아진다는 보고가 나오는 등 비만과 역류성 식도염에 관한 연구는 지속되고 있습니다. 그만큼 비만이 역류성 식도염에 끼치는 영향에 대해서는 학계에서도 꾸준히 관심을 두고 있습니다.

③ 음주

술 자체가 식도 건강에 좋지 않습니다. 술을 마시면 식도가 알코올과 직접 접촉을 하기 때문입니다. 역류성 식도염이 없는 일반인들도 술을 마시면 식도의 산도가 낮아지고 역류 증상이 나타나죠. 술이 위장관 호르몬인 가스트린의 분비를 자극해 위산 분비를 증가시키고 하부식도조임근을 느슨하게 하기 때문입니다. 뿐만 아니라 일시적인 하부식도조임근 이완은 많아지고 식도 운동은 저하되며 위 배출은 더뎌집니다.

즉 술을 자주 마시면 위 식도 역류가 빈번해져 역류성 식도염으로 이어질 확률이 높아지는 것이죠. 역류성 식도염 환자가 술을 마신다면 증상이 악화될 확률이 크고요.

저도 환자들에게 술을 절제하는 것을 강하게 권유하는 편입니다. 비만의 경우 역류성 식도염의 위험인자인 것은 명확하지만 반대로 체중을 감량했을 때 역류성 식도염이 나아진다에 대해서는 전문가들도 의견이 분분하거든요. 반면 음주는 그렇지 않습니다. 6개월 이상 금주한 경우 식도의 운동이 회복되며 증상이 나아졌다는 보고가 있고 환자들을 진료하면서도 효과를 느끼고 있습니다.

④ 흡연

흡연도 역류성 식도염을 유발할 수 있습니다. 흡연을 하는 동안 하부식도조임근이 일시적으로 느슨해지고요. 장기적으로 흡연을 하면 하부식도조임근의 압력 자체가 낮아지며 역류가 빈번해지기 때문입니다. 또 흡연은 침샘을 위축시켜 침 분비를 감소시킵니다. 침 분비가 적어지면 위산이 역류했을 때 식도의 청소기능이 제대로 발휘되지 못하죠. 식도가 위산에 노출되는 시간이 길어져 역류성 식도염으로 이어질 확률이 커집니다.

간접흡연에 의해서도 하부식도조임근은 느슨해집니다. 그러니 아이들과 같이 생활하고 있다면 흡연은 더 조심하셔야 합니다. 하루 10개비 이상 간접흡연에 노출된 아이들은 역류성 식도염이 생길 확률이 높다고 알려져 있거든요.

⑤ 약물

병이 나면 치료를 합니다. 치료를 위해 약을 복용하게 되는 경우가 많죠. 그런데 치료를 위한 약이 또 다른 병을 불러올 때가 있습니다. 대표적인 약이 골다공증 치료제인 비스포스포네이트Bisphosphonate 계열의 약제들입니다. 이 약제들은 식사 전에 약 200mL의 물과 함께 복용하고 복용 후 30~60분간 기립 자세를 유지해야 합니다. 약제 자체가 식도 점막을 자극할 가능성이 있기 때문입니다. 그렇기 때문에 충분한 물을 함께 마셔 약물을 빨리 위로 내려보내고, 역류하지 않도록 앉거나 서 있으라는 것이죠.

비스테로이드 항염증제는 식도 점막에 손상을 줄 수 있으며 하부식도조임근을 느슨하게 하고 위 배출 저하를 발생시킬 수 있습니다. 약국에서 쉽게 구할 수 있는 근육이완제나 아스피린도 식도에 손상을 줄 수 있는데요. 아스피린을 복용하는 경우 역류성 식도염의 발생 위험이 2.4배 높았다는 보고도 있습니다. 칼슘길항제, 테오필린, 진정제, 신경안정제, 항콜린제 등도 위험인자로 꼽힙니다.

조심해야 할 약물이 많죠? 그렇다고 언급한 약물을 모두 기억하실 필요는 없습니다. 의료진은 위험성을 충분히 알고 있으니 진료를 할 때 묻거든요. 복용하고 있는 약이 있다면 그때 말하면 됩니다. 하부식도조임근을 이완시키거나 식도 점막의 손상을 일으킬 수 있는 약이 있다면 의료진이 다른 약물로 대치하거나 끊도록 조치를 취할 겁니다.

⋮ 역류성 식도염, 내 식습관이 문제라고요?

역류성 식도염은 병태생리학적 원인과 식이습관이 같이 작용하는 질환입니다. 특히 음식은 역류성 식도염의 시작부터 끝까지 관여한다고 해도 과언이 아니죠. 환자들도 식습관의 중요성을 잘 알고 계십니다. 포털 사이트에 '역류성 식도염'을 검색만 해도 '음식'이 연관검색어로 제시될 정도로 관심이 높습니다. 각종 매스컴과 주변의 조언을 바탕으로 역류성 식도염에 좋은 음식과 나쁜 음식 목록을 만들어 지키고 계신 분들도 적지 않고요. 이런 환자분들을 보면 참 반갑습니다. 역류성 식도염은 원인에 대한 치료와 식이습관의 교정이 맞물려 진행되어야 재발이 되지 않거든요. 아무리 치료가 잘 되어도 식이습관이 그대로라면 재발을 피할 수 없습니다.

그래서 음식에 대해 잘 알아야 합니다. 단순히 '역류성 식도염에 나쁜 음식'을 아는 것만으로는 부족합니다. 한 가지 음식 안에도 다양한 영양 성분이 포함되어 있으니 주된 영양소별 접근이 필요합니다. 먹는 양이나 속도, 언제 먹느냐와 어떻게 조리해서 먹느냐에 따라 달라지는 것도 있고요. 때문에 '역류성 식도염에 나쁜 음식'을 아는 것은 중요합니다. 사람에 따라 음식에 대한 반응이 다르니 역류성 식도염에 나쁜 음식 중에 '나에게 나쁜 음식'을 파악하는 것은 더 중요하고요.

음식에 대해 특히 당부드리고 싶은 것은 역류성 식도염에 좋은 음식보다 나쁜 음식을 잘 파악하는 것이 중요하다는 점입니다. 보통 환자분들은 역류성 식도염에 좋은 음식을 찾아 드시려고 합니다. 진료실에서도 역류성 식도염이라고 말씀을 드리면 "무슨 음식을 먹으면 도움이 되나요?"라는 질문을 가장 많이 하십니다. 하지만 역류성 식도염은 치료지침에도 환자들에게 안 좋은 음식을 피하게 하는 것이 우선입니다. 증상을 유발하는 음식을 먹지 않아야 증상이 나타나지 않으니까요. 역류성 식도염에 좋은 음식을 먹는다고 증상이 나아지지는 않습니다. 그러니 좋은 음식 더 먹는 것보다 나쁜 음식을 덜 먹는 것이, 가급적 안 드시는 것이 효과적입니다.

이번 파트에서는 그 첫 단계로 역류성 식도염을 악화시킨다고 밝혀진 음식들을 알아보겠습니다. 그리고 5장에서 본격적으로 '내가 피해야 할 음식 리스트'를 만들어 보겠습니다.

① 커피와 카페인

식후 커피 1잔은 소화를 돕는다고 알려져 있습니다. 사실입니다. 커피를 마시면 위산 분비가 촉진되며 소화가 잘됩니다. 하지만 위산이 증가하면 역류도 더 잘 되지요. 게다가 커피는 하부식도조임근을 느슨하게 만듭니다. 위산이 역류하기 딱 좋은 상황이 되는 것이죠. 일부에서는 커피가 아니라 커피 속 카페인이 영향을 끼치는 것이라는 주장도 있으나 디카페인 커피 역시 커피와 비슷한 영향을 끼칩니다.

커피를 마시면 가슴이 쓰리다는 환자들도 적지 않습니다. 주로 식도에 염증이 있는 경우인데요. 커피가 식도 점막을 직접적으로 자극하며 증상이 나타나는 것입니다. 그러니 커피를 마신다면 역류가 빈번해지는 식후를 피해, 하루 최대 섭취 권고량을 지키시는 것이 좋습니다. 물론 커피를 마시고 증상이 악화된다면 가급적 멀리하는 것이 최선이고요.

카페인 하루 최대 섭취 권고량: 어린이·청소년은 자신의 체중 kg당 2.5mg, 성인 400mg, 임산부 300mg 아메리카노 1잔당 평균 카페인 함량은 125mg입니다.

② 탄산음료

속이 더부룩할 때 콜라나 사이다 같은 탄산음료를 찾는 분들이 많습니다. 물 대신 탄산수를 즐기는 분들도 계시죠. 톡 쏘는 청량감 때문입니다. 그렇지만 이 청량감이 역류성 식도염의 시작일 수도 있습니다.

탄산음료 속 카페인은 하부식도조임근을 이완시킵니다. 그리고 탄산으로 인해 위가 팽창하면 트림이 나오죠. 이때 공기와 함께 위 내용물이 역류할 가능성이 높아집니다. 당장은 트림을 해 속이 시원한 것 같지만 식도 점막에는 자극이 가해지고 있을 수 있습니다.

관련해서는 탄산음료를 마시는 경우 특히 밤에 속이 쓰린 증상이 빈번하게 나타났다는 보고가 있습니다. 카페인보다는 탄산의 영향이 큰 것으로 여겨지고 있습니다.

③ 초콜릿, 민트

초콜릿만 먹으면 신물이 올라온다는 분들이 계십니다. 초콜릿에 함유된 카페인과 지방, 설탕이 위산 분비를 촉진하기 때문입니다. 더불어 초콜릿은 하부식도조임근을 느슨하게 해 역류를 유발하기도 합니다.

디저트로 자주 즐기는 스피아민트, 페퍼민트 등 민트류도 하부 식도조임근을 느슨하게 합니다.

④ 신 과일과 주스

오렌지, 자몽, 레몬, 귤 등 산성이 높은 과일은 위산 분비를 자극합니다. 또 산성이 강하니 식도를 통과할 때 점막이 직접 자극되고요. 위산의 산도도 높아집니다.

산성이 높은 과일로 만든 주스나 잼을 먹을 때도 마찬가지입니다. 역류성 식도염 환자들은 오렌지나 포도주스를 먹을 때도 가슴쓰림 증상이 나타난다고 호소하는 경우가 많습니다.

신 과일이 역류성 식도염을 악화시킨다는 것은 굳이 말씀드리지 않아도 많은 환자분들이 알고 계십니다. 역류성 식도염에 걸린 뒤로 산성이 높은 과일 대신 바나나, 참외 등 알칼리성의 과일을 드신다는 분들도 적지 않습니다.

의외의 음식은 토마토입니다. 토마토 역시 같은 이유로 증상을 악화시킬 수 있다고 하면 많은 환자분들이 놀라시죠. 토마토는 열량이 낮고 항산화 작용을 해 '슈퍼푸드'로 불리는 등 장점이 많이 알려졌기 때문인 것 같습니다. 건강에 좋은 것은 맞지만 산도가 높은 것도 사실입니다. 역류성 식도염이 있다면 토마토나 토마토주스, 케첩을 먹을 때도 주의가 필요합니다.

⑤ 자극적인 음식

역류성 식도염 환자들이 자주 하는 말이 있습니다. "제가 워낙 매운 음식을 좋아하다 보니…." 매운 음식을 자주 먹어서 역류성 식도염이 생겼다고 생각하는 것입니다. 한 조사에서도 환자들 중 88%가 매운 음식이 속 쓰림을 유발하는 요인이라고 답했습니다. 실제로 매운 음식을 먹고 증상이 악화된 경험을 했다는 것입니다. 그렇지만 매운 음식이 역류성 식도염에 영향을 준다는 근거는 찾아보기 힘듭니다.

이에 대해 전문가들은 두 가지 추측을 하고 있습니다. 첫째는 매운 음식을 먹었을 때 가슴이 쓰린 것은 이미 염증이 있는 식도 점막을 직접 자극하기 때문이라는 것이고요. 둘째는 매운 음식이 영향을 주는 것이 아니라 매운 입맛을 없애기 위해 함께 먹는 다른 음식으로 인하여 역류 증상이 나타날 수 있다는 것입니다. 매운 음식과 탄산음료를 같이 먹는다거나 매운 음식을 먹고 초콜릿을 먹는 식으로요.

매운 음식보다는 생양파, 생마늘과 같은 매운 야채가 역류성 식도염을 악화시킬 수 있습니다. 매운 야채는 위산 분비를 촉진하고 트림을 유발하기 때문입니다.

⑥ 기름진 음식

역류성 식도염 환자들을 대상으로 한 연구에서 고지방 식사를 한 경우 역류나 가슴 쓰림 증상이 있던 경우 역류가 더 많아졌다고 호소했습니다. 역류성 식도염이 없는 일반인을 대상으로 한 연구에서는 고지방식을 먹을 때 하부식도조임근이 느슨해졌으며 반대로 고단백식을 먹었을 때는 하부식도조임근의 압력이 증가했습니다. 기름진 음식을 먹으면 하부식도조임근이 느슨해지니 역류가 잦아지고 증상을 악화시킬 수 있는 거죠.

또 기름진 음식은 분해 속도도 느립니다. 위에 오래 머물러 있으면 역류할 가능성도 높아집니다.

역류성 식도염 환자들에게 간식으로 감자를 권하곤 합니다. 감자는 식도 염증을 완화시켜 주고 위산 분비를 억제하는 효과가 있거든요. 단 감자를 찌거나 구워서 드시는 것을 추천합니다. 감자를 튀겨서 먹을 경우 기름기가 많아져 오히려 악영향을 끼칠 수 있으니까요.

역류성 식도염의 근본적인 치료는 식이요법이다. 역류성 식도염을 예방하기 위해서는 크게 다음 세 가지를 조심하면 된다. 첫째, 악화시키는 음식 회피, 둘째, 가슴쓰림을 유발하는 음식 회피, 셋째, 하부식도로 위산 노출을 유발하는 식이습관을 고치는 것이다.

하부식도조임근을 느슨하게 하는 음식	지방이 함유된 음식, 초콜릿, 박하, 술, 감귤류, 토마토, 튀김, 버터, 마가린, 식용유 등 기름진 음식이나 페퍼민트, 양파, 시나몬, 박하, 마늘
위산 분비를 증가시키는 음식	알코올, 후추, 커피(디카페인 커피 포함)
가슴 쓰림을 유발하는 음식	자극성이 있는 조미료(고춧가루, 후춧가루, 마늘, 식초 등), 산이 많이 함유된 과일 및 주스(토마토, 감귤류 등) 매우 차거나 뜨거운 음식

음식군	권고되는 음식	피해야 하는 음식
곡물, 빵	저지방 식품	우유로 조리한 것 또는 고지방 성분
고기, 고기대용물	저지방 고기, 닭, 생선	콜드컷, 소시지, 베이컨, 지방질 고기, 닭지방/피부
채소	모든 채소	튀기거나 크림스타일의 채소, 토마토
과일	사과, 딸기, 멜론, 바나나, 복숭아, 배	감귤류, 오렌지, 포도, 파인애플
우유 또는 유제품	탈지 또는 저지방 우유와 저지방 또는 지방이 없는 요구르트	우유, 초콜릿 우유
지방, 오일	거의 소량	모든 동물성 오일
과자, 디저트	저지방 성분	기름 또는 지방으로 만든 초콜릿 디저트
음료	디카페인, 민트 향이 없는 허브차, 주스(감귤류 제외), 물	알코올, 커피, 탄산음료, 박하차

∷ '무엇을 먹을까'만큼 중요한 '어떻게 먹을까'

역류성 식도염은 음식과도 상당한 연관이 있지만 그 음식을 언제 어떻게 먹느냐와도 연관이 깊습니다. 가령 야식을 즐긴다면 역류성 식도염이 생길 가능성이 높습니다. 식사를 빨리하거나 몰아서 한꺼번에 많이 먹는 습관도 좋지 않습니다.

① 저녁 식사 시간

저녁 시간과 역류성 식도염의 연관성에 대해서는 의견이 분분했습니다. 먼저 오후 9시가 넘어 저녁을 먹으면 오후 6시에 저녁을 먹는 것에 비해 밤사이에 위의 산도가 낮다는 연구가 있습니다. 반면 저녁을 먹는 시간과 위 내 산도는 연관이 없다는 연구도 있고요.

그러다 일본에서 저녁 식사를 하고 4시간 이후에 잠자리에 드는 환자들에 비해 3시간 이내에 잠자리에 드는 환자들은 역류성 식도염의 위험이 7.45배 높았다는 연구가 나왔습니다. 저녁을 언제 먹느냐보다 마지막 식사와 잠자리에 들기까지의 시간 간격이 역류성 식도염에 영향을 준 것이라고 밝혀진 것이죠.

이는 최근 들어 20대의 역류성 식도염 유병률이 증가하는 추세와도 연관이 있습니다. 코로나19 이후 젊은 층을 중심으로 음식을 배달시켜 먹는 일이 증가했거든요. 통계에 따르면 배달음식은 야식이 먹고 싶을 때 주문했고요. 가장 많이 주문한 음식은 치킨이었습니다. 치킨은 기름에 튀긴 음식이라 그 자체만으로도 역류성 식도염에 좋지 않은데, 게다가 야식으로 먹으면 역류성 식도염에 걸릴 위험이 더 높아지죠.

　미국소화기학회ACG를 포함한 전문가들은 식사 후 3시간 이내에는 잠자리에 들지 않을 것을 권고하고 있습니다. 3시간은 우리가 먹은 음식물이 위에서 소화가 되는 시간입니다.

　역류성 식도염에 걸릴 확률을 낮추려면 마지막 식사가 어느 정도 소화가 된 뒤 잠자리에 드는 것이 바람직합니다.

② 식사량과 속도

　위가 늘어날수록 일과성 하부식도조임근 이완이 자주 발생합니다. 음식을 적게 먹을 때보다 많이 먹을 때 일과성 하부식도조임근 이완이 자주 발생하죠. 속 쓰림이나 역류도 더 많이 일어나고요.

　그런데 요즘은 과식보다 몰아서 먹는 분들이 늘어나고 있습니다. 바빠 사회생활을 하는 분들의 경우 더욱 그런데요. 가령 이런 식입니다. 아침은 피곤하고 식욕이 없어서 거르고, 점심은 바빠서 대충 때우고, 저녁을 푸짐하고 여유롭게 즐깁니다. 이 경우 하루 기준으로 전체 음식 섭취량의 절반 이상을 저녁에 먹죠. 한 끼 식사량이 무척 많아집니다. 게다가 '하루 종일 수고한 나에게 주는 선물'이라는 보상심리가 더해지면 기름진 메뉴를 고르기 쉽습니다. 기름진 메뉴를 많이 먹으니 소화가 더디고 역류가 잦아지죠. 역류로 가슴이 쓰리면 잠을 제대로 자지 못합니다. 밤새 뒤척이니 아침에 일찍 일어나지 못하고 피곤은 더해집니다. 이 악순환의 고리에 빠지면 역류가 잦아지며 역류성 식도염으로 이어지기 쉽습니다.

　식사 속도도 영향을 끼칩니다. 환자들에게 식사를 마치는데 어느 정도의 시간이 드느냐고 물으면 대부분 15분이면 충분하다고 하십니다. 5~10분 만에 끝낸다는 분들도 적지 않죠. 15분 이상 식사를 한다는 분은 거의 없습니다. 학생이나 직장인들이 특히 그렇습니다. 일상이 워낙 바쁘다 보니 이해는 하지만 의사 입장에서는 참 안타깝습니다. 밥을 빨리 먹으면 헐떡거리며 먹게 돼 음식물과 공기를 함께 삼키게 됩니다. '헛배'가 부르죠. 또 음식을 빨리 먹으려다 보면 덜 씹게 됩니다. 음식물이 침과 충분히 섞여서 위로 넘어가야 소화가 원활한데 그렇지 않았으니 소화가 더디죠. 음식물이 위에 머무는 시간이 길어지니 역류하기도 쉬워집니다.

식사는 최소 20분 이상 하는 것이 바람직합니다. 30회 이상 꼭꼭 씹어 삼키는 것이 좋고요. 그래야 위도 식도도 편안합니다.

③ 식후습관

식사를 하고 바로 누우면 역류가 쉽게 된다는 것은 역류성 식도염 환자뿐 아니라 일반인들에게도 잘 알려진 사실입니다. 식후에는 윗몸 일으키기와 같이 등을 구부리는 자세나 복근을 단련하는 운동도 피하는 것이 좋습니다.

등을 구부리면 위 내용물이 식도와 가까워집니다. 복근을 단련하는 운동은 배에 힘이 들어가니 복압이 높아지고요. 두 경우 모두 역류하기 쉬운 상황입니다.

평상시에도 복부에 압력을 줄 수 있는 꽉 조이는 옷은 입지 않는 것이 좋습니다. 위·식도 압력의 차이가 커지고 하부식도조임근이 느슨해져 역류가 발생할 수 있습니다.

④ 취침 자세

일반적인 경우 서 있을 때보다 누워 있을 때 위산 역류가 적게 발생합니다. 누워 있으면 하부식도조임근의 압력이 높아지거든요. 역류를 막으려는 방어기제인 것이죠. 하지만 역류성 식도염 환자들은 반대입니다. 누워 있으면 위산 역류가 더 많아지고, 역류한 위산이 제거되는 시간도 더 오래 걸립니다.

그러니 역류성 식도염 환자들은 잘 때 상체를 높이는 것이 좋습니다. 누워 있으면 위산 역류가 잘 되니 상체를 높여 기울인 자세로 자는 것이죠. 실제로 환자들을 대상으로 한 연구에서 침대머리를 높이면 역류가 줄어들고 역류한 위산을 제거하는 시간도 짧아졌다는 연구도 있습니다.

또 누울 때 왼쪽으로 누우면 똑바로 눕거나 오른쪽으로 눕는 것보다 역류가 적게 됩니다. 음식을 먹은 뒤 불가피하게 누워야 한다면 왼쪽으로 눕는 것이 조금이나마 나을 수 있습니다.

역류성 식도염을 유발하거나 악화시킬 수 있는 음식과 식습관, 생활패턴 등을 살펴봤습니다. 혹시 '이걸 어떻게 다 지키며 살지?' 한숨이 나오시나요? 걱정 마세요. 모든 것을 다 기억하고 지키라는 것이 아니라 이 중에 나에게 영향을 미치는 것이 무엇인지를 점검하자는 취지에서 자세히 적은 것이니까요. 점검은 5장부터 같이 해보겠습니다.

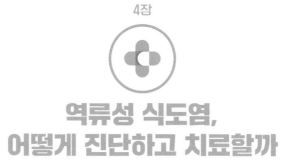

4장

역류성 식도염,
어떻게 진단하고 치료할까

⋮ 당신은 역류성 식도염입니다

모든 질환은 정의를 바탕으로 진단합니다. 역류성 식도염은 전 세계 국가 대부분이 몬트리올 합의에서 만들어진 정의1장 〈더 알아보기〉 참고를 따르고 있는데요. 우리나라 역시 몬트리올 정의를 바탕으로 2012년에 임상진료지침 개정안이 발표되었습니다. 개정안에서는 역류성 식도염을 "위 내용물이 식도로 역류하여 불편한 증상을 유발하거나 이로 인하여 합병증을 유발하는 질환"으로 정의했습니다.

역류성 식도염을 진단함에 있어서 가장 중요한 것은 환자의 증상과 불편감입니다. 굳이 검사를 하지 않더라도 환자의 증상과 불편감만으로 진단을 할 수 있습니다. 역류성 식도염을 진단하기 위해 실시하는 가장 보편적인 검사가 내시경인데, 역류성 식도염이 의심되는 환자 중 절반 이상이 내시경 검사에서 식도염이 관찰되지 않거든요. 그러니 환자가 고통스럽고 비용도 발생하는 내시경 검사를 실시하는 것보다 증상을 통해 진단하는 것이 효율적이라고 판단한 것이죠.

몬트리올 정의에서는 불편한 증상을 '위 식도 역류와 관련된 증상들이 삶의 질에 나쁜 영향을 줄 때'로 간주하고 있습니다. 횟수는 경미한 증상의 경우 일주일에 2일 이상, 심한 증상이면 일주일에 하루 이상 발생하는 경우에 인정하고 있죠.

역류성 식도염은 초기에는 가벼운 증상이 나타났다 사라졌다를 반복한다고 말씀드렸습니다. 때문에 환자분 스스로 인터넷 검색으로 얻은 정보를 바탕으로 증상을 조절해 보다가, 이 방법도 저 방법도 통하지 않거나 참을 수 없을 만큼 증상이 악화됐을 때 병원을 찾으시는 경우가 많습니다. 이미 일상생활에 지장이 생긴 상태에서 내원하시는 거죠. 그러니 일단 병원에 오신 경우는 불편감이 있는 것이고, 가슴 쓰림이나 산 역류 등 전형적인 증상이 있으면 역류성 식도염으로 봅니다. 목 이물감이나 가슴 통증 등 비전형적인 증상을 호소할 때는 증상이 역류 때문인지 아니면 다른 원인으로 인해 발생한 것인지를 감별하기 위해 더 자세히 문진을 하고요. 경우에 따라서는 몇 가지 검사를 시행한 뒤 진단을 내립니다.

보통 역류성 식도염으로 의심이 되면 양성자펌프억제제로 치료

겸 검사를 합니다. '양성자펌프억제제 검사Proton pump inhibitor test, PPI test'라고 하는데요. 의사들이 "역류성 식도염인 것 같으니 일단 이 약을 드시면서 지켜보시죠"라고 하는 경우라고 보시면 됩니다. 역류성 식도염일 가능성이 높으니 치료 약인 양성자펌프억제제를 복용해 보고 증상이 나아지면 역류성 식도염, 그렇지 않으면 역류성 식도염이 아니라고 판단하는 것이죠. 효과가 있으면 치료 겸 진단이 내려진 것이고, 효과가 없으면 역류성 식도염의 가능성이 배제되는 것이니 '손해 볼 것 없는' 검사인 셈입니다. 이런 이유로 양성자펌프억제제 검사는 일차적인 진단방법으로 많이 쓰이고 있습니다.

⦙ 진단에 사용되는 다양한 검사들

양성자펌프억제제 검사는 가슴 쓰림이나 산 역류와 같은 전형적인 증상을 호소하는 경우에는 정확도가 높은 편입니다. 그러나 우리나라는 전형적인 증상보다 비전형적인 증상이 나타나는 환자가 더 많습니다. 또 양성자펌프억제제는 식도에 염증이 있는 '미란성 역류질환'에는 효과적이지만 식도에 이상이 관찰되지 않는 '비미란성 역류질환'에는 충분한 효과가 나타나지 않는 경우가 많습니다. 즉 양성자펌프억제제 검사는 간편하고 효율적이지만 한계가 있습니다.

그렇기 때문에 양성자펌프억제제가 충분히 효과를 내지 않는 경우에는 우선 환자가 약을 잘 복용했는지를 확인하고의외로 처방대로 약을 잘 드시지 않는 환자분들이 많습니다!, 잘 복용했는데도 효과가 없는 것이라면 내시경나 보행성 식도 산도 검사, 식도 내압 검사 등 검사를 실시해 진단을 하고 있습니다.

① 상부위장관 내시경

문진이나 양상자펌프억제제 검사로 진단이 어려운데 역류성 식도염이 의심될 때는 가장 우선적으로 내시경 검사를 실시합니다. 내시경 검사는 다른 검사에 비해 간편하고, 저렴하게 받을 수 있습니다. 특히 우리나라는 내시경을 받을 수 있는 환경이 잘 구축되어 있습니다. 굳이 종합병원에 가지 않아도 시설을 갖춘 동네의원을 어렵지 않게 찾을 수 있죠. 비용도 저렴하다 보니 환자분들이 크게 부담을 느끼지 않으십니다. 워낙 자주 듣고 주변에서도 한 번씩은 해 본 검사니 두려움도 적으시고요. 절차도 비교적 간단하고 식도를 직접 확인할 수 있으니 의사 입장에서도 명쾌한 축에 속하는 검사죠.

내시경 검사를 하는 이유는 크게 두 가지 이유에서인데요. 우리나라는 위암과 소화성궤양의 유병률이 높은 편입니다. 내시경 검사를 통해 이 증상이 위암이나 소화성궤양으로 인한 것인지, 역류성 식도염으로 인한 것인지를 감별합니다. 또 식도 점막의 손상이 의심되는 경우 내시경을 통해 직접 확인하고, 손상이 되었으면 어느 정도로 진행되었는지를 파악하고 합병증은 없는지도 확인합니다.

내시경 소견에 따라 역류성 식도염을 네 단계로 구분해 진단합니다. 초기에는 식도 점막이 빨갛게 변하거나 부어 있으며 조금

더 진행되면 마치 손톱으로 긁은 듯한 붉은 줄이 보입니다. 손상
이 더 진행되면 미란이나 궤양이 발생하죠. 미란은 쉽게 말해 점막
이 얕게 파인 것을 말하고 궤양은 점막이 떨어져 나간 상처라고 보
면 됩니다. 역류성 식도염의 내시경적 분류는 1994년에 제정된 Los
Angeles 분류법LA 분류법이 가장 흔히 사용되고 있습니다.

Los Angeles 분류	
Grade A	길이 0.5cm 미만의 하나 이상의 점막 결손이 관찰됨.
Grade B	길이 0.5cm 이상의 하나 이상의 점막 결손이 관찰됨.
Grade C	두 개 이상의 점막 결손이 연결되지만 내강을 에워싸지는 않음.
Grade D	75% 이상 내강을 에워싸는 점막 결손이 관찰됨.

〈표〉 내시경 소견에 따른 역류성 식도염의 로스앤젤레스 분류체계

　　내시경에서 식도 점막의 손상이 확인되고 환자가 불편한 증상을
호소하면 역류성 식도염이라고 진단합니다. 다만 내시경은 식도의
손상을 확인시켜 주는 검사이다 보니 비미란성 역류질환의 진단에
있어서는 정확도가 떨어진다는 한계가 있습니다. 실제로 가슴 쓰림
혹은 역류를 호소하는 환자 10명 중 1~2명에게만 식도 손상이 있
습니다.

② 24시간 보행 식도 산도 검사
　　말 그대로 하루 동안 식도의 산도 변화를 측정하는 검사입니다.

산도를 측정할 수 있는 센서가 달린 관을 코를 통해 하부식도조임
근 상부에 부착한 뒤 24시간 동안 평소대로 생활하는 것입니다. 환
자는 검사가 진행되는 동안 누운 시간과 식사 시간, 역류를 느낀
시간 등을 일기식으로 기록하고요.

검사가 끝나면 센서에 수집된 데이터를 분석하는데요. 위산이
역류하면 식도의 산도가 변하니 식도 산도의 변화를 통해 위산이
얼마나 자주, 어느 정도로 역류하는지를 봅니다. 산도가 낮아졌다
가 원래의 수치로 돌아오기까지의 시간을 측정해서 식도의 청소기
능에 이상이 없는지도 살펴보고요. 또 데이터에 나타난 역류 시간
과 환자가 역류를 느낀 시간을 기록한 것을 비교해 주관적 증상과
실제 역류와의 관계도 파악합니다.

일반적으로 24시간 보행 식도 산도 검사는 일상생활 속에서 진
행되고 정확도가 높아 역류성 식도염 진단 검사에 있어서 표준으
로 여겨지고 있습니다. 하지만 검사가 힘들고 불편해 모든 환자에
게 시행하기에는 어려움이 있죠. 양성자펌프억제제 검사에 반응이
없으며 내시경 검사에서 정상인 경우나 항역류 수술을 받기 전과
후를 비교 평가하기 위해 실시합니다.

③ 임피던스 산도 검사

임피던스 산도 검사는 식도로 역류된 물질이 기체인지 액체인
지, 산성인지 비산성^{약산성+약알칼리성}인지를 구분하기 위한 검사입니다.
24시간 보행성 식도 산도 검사가 산성 역류만 진단하는 반면 임피
던스 산도 검사는 가스나 담즙 등 비산 역류까지 확인할 수 있어

비미란성 역류질환을 더 잘 찾아낼 수 있습니다.

보통 양성자펌프억제제 검사에 반응하지 않고 내시경 검사에서 식도 점막에 이상이 없으며 24시간 보행성 식도 산도 검사도 정상인데 가슴 쓰림 등 전형적인 증상을 호소하는 환자들에게 실시합니다.

④ 식도 내압 검사(Esophageal manometry)

식도의 연동운동이 제대로 이루어지지 않으면 음식물이 위로 내려가지 않아 식도에 오래 머물게 됩니다. 음식물을 삼킬 때 목에 걸린 느낌이 드는 등 연하곤란이 생기고요. 하부식도조임근에 이상이 있으면 위 내용물이 쉽게 역류하죠. 식도 내압 검사는 식도의 이러한 운동기능을 평가하기 위한 검사입니다. 하부식도조임근의 압력과 이완 정도, 식도의 연동운동을 측정합니다.

연하곤란이나 가슴 통증 등 비전형적 증상을 호소하는 환자가 양성자펌프억제제 검사에도 반응이 없고 내시경 검사도 정상일 때 실시하는데요. 원인이 역류보다는 식도의 운동장애인 질환을 감별할 때 유용합니다.

⫶ 일단 증상부터 없애겠습니다

역류성 식도염 치료의 목표는 세 가지입니다. 첫째는 증상을 없애는 것이고 둘째는 손상된 식도 점막을 회복시키는 것이며 셋째는 궤양이나 식도 협착, 만성 호흡기 증상 등 합병증을 예방하는 것입니다.

우리나라 역류성 식도염 환자들은 미란성 역류질환보다 비미란성 역류질환이 많습니다. 또 미란성 역류질환인 경우에도 내시경 검사에서 LA 분류 기준으로 등급 A, B에 해당하는 경우가 많습니다. 즉 식도 점막에는 이상이 없으며 역류 증상만 있거나, 식도 점막의 손상이 심하지 않은 환자들이 많은 비중을 차지하죠. 그렇기 때문에 우리나라에서의 치료는 첫째 목표인 위산의 역류로 인한 증상을 완화시키는 데 중점을 두고 있습니다.

가장 기본적인 치료는 약물 복용입니다. 증상을 빠르게 호전시키기 위해 위산 분비를 억제하는 약을 처방합니다. 위산 분비를 억제해 역류의 횟수를 줄이고 위 내 산도를 일정 수치 이상으로 유지하려는 것이죠. 하루 중 20~22시간 동안 위 내 산도를 pH 4 이상으로 유지하면 8주 내에 약 90%에서 역류성 식도염이 치유되는 것으로 알려져 있습니다.

주로 사용되는 약물은 양성자펌프억제제PPI입니다. 약의 종류에 대해서는 다음 파트에서 자세히 다루겠습니다. 양성자펌프억제제를 하루에 한 번, 우선 4주간 투여하고 증상이 나아지고 있는지를 확인합니다. 증상이 지속되면 추가로 4주간 사용하는 방법을 권장하고 있죠. 용량은 치료 효과에 따라 올리거나 유지하는데요. 치료에 반응이 없는 경우에는 2배 용량으로 올립니다.

초기 치료에 양성자펌프억제제를 사용하는 것에 대해서는 의견이 분분했습니다. 양성자펌프억제제를 사용하는 것은 '단계적 하향Step-down' 방법에 해당하거든요. '단계적 하향'은 처음부터 강력하게 약물을 처방하고 증상이 나아지면 약물의 강도를 줄여 나가는 것입니다. 이 경우 증상의 호전이 빠르고 초기 치료에서 많은 비율의 환자가 치료되므로 환자의 삶의 질도 빠른 속도로 나아집니다. 하지만 처음부터 강력한 약물이 처방되기 때문에 환자에 따라서 과도한 처방이 될 수 있습니다. 하루에 사용되는 약제 비용도 더 들어가니 고가의 치료가 되고요.

반대로 '단계적 상향Step-up' 방법으로 치료하면 환자에 따라 가장 비용이 저렴하면서도 효과가 있는 용량을 정할 수 있습니다. 다만 효과가 있을 때까지 환자의 고통이 지속되고 치료 기간이 길어지죠. 그래서 최근에는 직접비용과 간접비용, 환자의 삶의 질을 모두 고려해 양성자펌프억제제를 표준용량 처방하고 있습니다.

증상이 모두 없어지고 식도염이 치유된 뒤에는 상황에 따라 약을 중단하거나 유지요법을 고려합니다. 역류성 식도염의 경우 재발이 잦고 만성질환으로 발전할 확률이 높아 유지요법을 사용하는 경우가 많습니다. 실제로 초기 치료가 잘 끝나 증상이 사라졌더라도 약 복용을 중단하면 많게는 90%에서 재발을 하기 때문입니다. 이를 방지하기 위해 일정 기간 또는 증상이 있을 때마다 약을 복용하게 하고 있는데요. 과거에는 일정 기간 지속적으로 약을 복용하는 방법을 많이 썼지만 신속하게 증상 개선 효과가 나타나는 약물이 개발된 후로는 증상이 다시 나타났을 때만 약을 다시 복용하는 방법이 추천되고 있습니다.

얼마나 오래 유지요법을 써야 하는지에 대해서는 아직까지 정해진 바가 없습니다. 통상적으로 4~6개월 이상 치료를 하고 있지만 50~80%의 환자는 10년 후에도 계속 치료를 받습니다. 또 역류성 식도염이 처음 발병한 경우에는 약으로 효과가 잘 되지만 재발을 하고, 또 재발을 하는 경우 효과가 떨어집니다. 증상은 개선되었지만 근본적인 원인은 해결되지 않았기 때문입니다. 겉으로는 나아진 것 같지만 속으로는 병이 깊어진 것이죠. 때문에 약의 효과는 갈수록 떨어집니다.

약물 치료가 어려운 경우에는 외과적인 방법으로 내시경 시술이나 항역류 수술을 고려합니다. 약물 치료가 위산을 억제해 증상을 완화시킨다면 수술은 식도 하부를 강화해 역류를 줄이죠.

항역류 수술은 식도와 가까운 위의 상부 조직을 이용해 하부식도를 360도 감싸는 방식입니다. 느슨해진 하부식도조임근의 기능을 강화해 위 식도 역류를 억제하는 것이죠. 최근에는 배에 4개 안팎의 작은 구멍을 내고 복강경 기구를 넣어 수술하기 때문에 흉터 걱정이 적고 통증도 크지 않습니다. 수술 후 2~3일이면 퇴원할 수 있습니다. 하지만 수술은 불가피한 경우를 제외하고는 가급적 권고되지 않는 치료법입니다.

⦂ 약 봉투를 살펴봅시다

약물 치료에는 주로 위산분비억제제가 쓰입니다. 크게는 양성자 펌프억제제와 히스타민 H2 수용체 길항제, 제산제가 있으며 위장관 운동촉진제가 보조요법으로 사용될 수 있습니다.

가장 많이 쓰이는 약물은 앞서 여러 번 말씀드린 양성자펌프억제 제입니다. Genval 워크숍에서도 역류성 식도염의 초기 치료와 유지 요법에 있어 가장 효과적인 치료 약제로 양성자펌프억제제를 추천 했죠. 다음으로는 히스타민 H2 수용체 길항제를 사용합니다. 양성 자펌프억제제보다는 덜 강력하지만 빠르게 효과를 냅니다. 증상을 조절하기 위해 제산제나 위장관 운동촉진제를 사용하기도 합니다.

① 양성자펌프억제제

산 분비 자극이 위벽세포로 전달되어 양성자펌프가 활성화되면 위산이 분비됩니다. 어떤 경로를 통해 산 분비가 자극이 되더라도 양성자펌프가 활성화되지 않으면 위산은 분비되지 않죠. 양성자펌 프억제제는 이 과정을 이용한 약물입니다. 위산 분비의 마지막 열 쇠를 쥐고 있는 양성자펌프의 활성화를 억제하죠. 자극의 종류와 무관하게 위산 분비를 강력히 억제할 수 있습니다.

양성자펌프억제제를 복용하면 역류성 식도염 환자 10명 중 7~9 명에서 효과가 나타날 정도로 무척 강력한 약입니다. 증상 완화와 동시에 식도염도 치유할 수 있고요. 다만 약의 효과가 나타날 때까 지는 12~72시간이 걸립니다. 수많은 양성자펌프가 억제된 후에야 위산 분비 억제 효과가 극대화되기 때문인데요. 약을 먹기 시작하고 효과가 나타나기까지 3일이 걸리니 지금 당장이 고통스러운 환자들에게는 짧지 않은 시간입니다. 이 점을 보완하기 위해 제산제를 같이 처방하기도 합니다. 제산제는 위산을 중화시켜 빠르게 증상을 완화시킵니다.

양성자펌프억제제를 먹으면 두통, 피부발진, 유약감, 설사 등의 경미한 부작용이 나타날 수 있습니다. 그리고 역류성 식도염이 워낙 재발이 잦은 질환이라 장기적으로 약을 복용하는 경우들이 많은데, 수년에서 수십 년까지 복용하면 만성적인 위산 분비의 감소로 이어질 수 있죠. 위 내 살균 작용이 감소하여 폐렴이나 기타 감염에 쉽게 걸릴 수 있고, 칼슘과 비타민 B12의 흡수력을 저해하여 골다공증을 유발하거나 악화시킬 수 있습니다.

다행인 점은 장기적인 사용에 따른 만성 부작용은 가능성에 비하여 보고가 많지는 않습니다. 하지만 폐경기 이후 여성들에게 처방할 때는 유의할 필요가 있죠. 이런 이유로 일부 환자들은 장기 복용을 꺼리기도 합니다.

주요 의약품	오메프라졸(Omeprazole), 란소프라졸(Lansoprazole), 판토프라졸(Pantoprazole), 라베프라졸(Rabeprazole), 에스오메프라졸(Esomeprazole)

② 히스타민 H2 수용체 길항제

길항 작용은 2개의 요인이 동시에 작용할 때 효과가 상쇄되는

것을 말합니다. 히스타민 H2 수용체 길항제는 일상적으로 위산 분
비에 가장 많이 관여하는 수용체인 히스타민 수용체에 길항 작용
을 하는 약물이죠. 즉 히스타민 수용체를 무력화시켜 위산 분비를
억제합니다.

히스타민 H2 수용체 길항제를 사용하면 위산 분비 억제 효과가
빨리 나타납니다. 복용 후 30분이 지나면 효과가 나타나고 12시간
정도 약효가 지속됩니다. 하지만 효과가 강력하지는 않습니다. 증
상의 개선과 식도염의 치유에 중간 정도의 효과를 가지는 것으로
알려져 있습니다. 또 일주일 정도 사용하면 히스타민 수용체 외의
다른 수용체 작용이 상대적으로 증가해 위산의 분비가 정상화되
죠. 내성이 생기는 것입니다. 장기적인 치료가 필요한 역류성 식도
염에 사용하기에는 한계가 있죠. 그래서 양성자펌프억제제를 복용
해도 위산 분비가 지속되는 경우에 양성자펌프억제제와 함께 사용
하고 있습니다. 자기 전에 복용하면 야간 산 역류를 줄여 주는 효
과가 있습니다.

부작용으로는 성욕감소, 피부발진, 두통 등이 있지만 비교적 적
은 편입니다.

주요 의약품	시메티딘(Cimetidine), 라니티딘(Ranitidine), 파모티딘(Famotidine), 니자티딘(Nizatidine)

③ 제산제

제산제는 과다하게 분비된 위산을 중화해 증상 개선을 유도합니다. 속이 쓰릴 때 처방전이 없어도 약국에 가면 쉽게 살 수 있습니다. 겔포스 등이 대표적인 제산제죠. 하지만 증상을 억제하는 효과만 있고 증상을 치료하지는 못해 급성 증상을 빠르게 해결할 필요가 있을 때만 임시방편으로 사용합니다. 치료제로 쓰기에는 다소 부족하죠. 식도 손상을 치유하기 위해서는 위 내 산도가 pH 5 이상으로 유지되어야 하는데 제산제만으로는 그럴 수도 없고요. 게다가 경우에 따라서는 위산 분비를 증가시키는 역효과가 날 수도 있어 궁극적인 목적으로는 사용하지 않고 양성자펌프억제제의 보조요법으로 사용합니다. 과도하게 사용할 경우 위장의 기능이 떨어질 수 있으니 주의해야 합니다.

주요 의약품	수산화알루미늄(Aluminium hydroxide), 탄산칼슘(Calcium carbonate), 히드로탈시트(Hydrotalcite), 수산화마그네슘(Magnesium hydroxide), 산화마그네슘(Magnesium oxide), 탄산수소나트륨(Sodium bicarbonate)

④ 위장관 운동촉진제

위의 운동을 촉진해 위에 머물러 있는 내용물들이 장으로 원활하게 배출되도록 합니다. 역류할 위 내용물을 줄이는 것이죠. 위장관 운동촉진제를 단독 치료제로 쓰기에는 부족하고요. 주로 만성적인 소화불량이 있는 환자들에게 양성자펌프억제제와 같이 처방해 치료 효과를 높이고 있습니다.

주요 의약품	오메프라졸(Omeprazole), 란소프라졸(Lansoprazole), 판토프라졸(Pantoprazole), 라베프라졸(Rabeprazole), 에스오메프라졸(Esomeprazole)

⸭ 치료의 끝, 완치 vs 관해

"작년에 야근과 회식을 자주 했더니 역류성 식도염이 생겨서 병원 치료를 두 달 받았습니다. 밤마다 신물이 올라와서 불면증까지 생겼다가 악몽에서 벗어난 지 얼마 지나지 않았는데 요즘 들어 다시 신물이 올라오네요. 재발이 잘 된다고는 들었는데, 정말 재발한 걸까요? 혹시 완치되신 분은 안 계신가요?"

인터넷 검색을 하다가 한 유명 커뮤니티에서 본 사연입니다. 어떤 상황인지 눈앞에 그려져 의사라고 밝히고 댓글을 달고 싶어지더군요. 그리고 댓글 창을 보니 이미 수십 개가 넘는 댓글이 달려 있었습니다.

"저도 비슷한 경우였는데 재발이 맞았어요. 다시 약을 먹고 나서야 괜찮아졌죠. 조심한다고 조심했는데 어찌나 허무하던지…. 근데 의사선생님이 또 재발할 수 있다고, 역류성 식도염이 원래 그렇다고 하시더라고요. 저도 완치되고 싶어요."
"제산제가 상비약이 된 지 벌써 5년이 넘었습니다. 병원에 가 봤자 그때뿐이고 다시 그러니 그냥 제산제 먹는 게 편하네요."

"지금 약 먹고 있는 중인데 완치가 없다고요? 목에 뭐가 걸린 것 같을 때마다 기침을 해서 인후염까지 생겼는데, 이게 반복된다는 말인가요? 갑자기 답답하네요."

댓글 하나하나에 각자의 사연이 담겨 있었습니다. 진료실에서 만나는 풍경과 다르지 않았죠. 환자분들은 지금 당장의 증상에 고통스러워하면서도 한편으로는 치료를 받으면 고통에서 벗어날 수 있다는 희망을 품고 있습니다. 그래서 물론 치료를 받으면 나아지지만 역류성 식도염은 언제든 재발할 수 있다고 말씀드리면 혼란스러워하십니다. 병원에서 치료를 수차례 받았지만 자꾸 재발을 해 찾아왔다는 환자분들도 계십니다. 서양의학의 한계를 느끼시고 근본적인 치료를 찾으시는 거죠.

의사 입장에서도 역류성 식도염은, 말이 좀 이상하긴 하지만, 좀 얄밉습니다. 겉으로 드러나는 증상은 크지 않아 주변에 티는 나지 않는데 환자들은 일상생활 곳곳에서 지장을 받거든요. 역류성 식도염 환자의 삶의 질은 당뇨와 암 환자, 허혈성 심질환 환자의 삶의 질과 비슷하며 십이지장궤양, 고혈압, 심부전, 협심증 환자들보다 더 낮다고 밝혀졌을 만큼 심각합니다.

또 치료율이 높은 만큼 재발률도 높습니다. 방심하면 바로 다시 공격하는 만만치 않은 질환입니다. 현대의학에서 치료의 목표가 완치가 아닌 증상 완화이기도 하고요. 재발을 방지하기 위해 유지요법을 쓰고는 있지만 유지요법 또한 증상이 완화된 상태를 유지하기 위한, 즉 관해기를 가급적 오래 지속하기 위한 치료입니다. 증상이 생긴 원인을 찾아 그 원인을 제거하는 것이 아니라 단순히 증상을 완화하고 합병증을 예방하는 것입니다. 잠재적인 위험은 그대로 남아 있기에 재발은 어찌 보면 당연한 수순이죠.

완치를 원한다면 잠재적인 위험을 제거해야 합니다. 역류성 식도염의 잠재적인 위험은 대부분 식습관과 생활패턴입니다. 환자마다의 역류성 식도염을 일으킨 식습관과 생활패턴을 찾아 이를 교정한다면 완치는 불가능하지 않습니다.

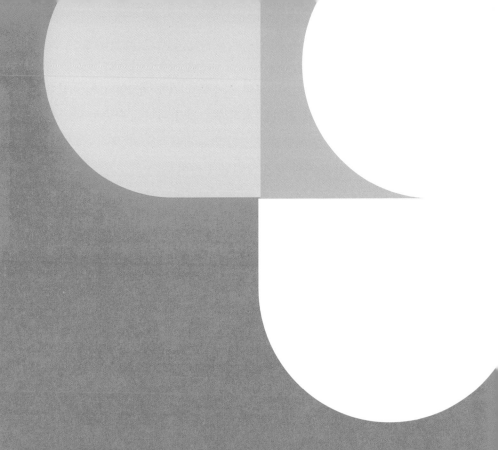

2부

역류성 식도염 바로 알면, 바로 낫습니다!

역류성 식도염과 멀어지기

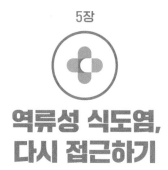

5장

역류성 식도염, 다시 접근하기

⁞ 역류성 식도염, 재발을 방지하려면

저의 진료실에는 역류성 식도염이 재발한 환자분들이 주로 오십니다. 많은 환자분들이 갑자기 심한 증상이 나타날 때는 한의원보다는 병원을 먼저 찾으십니다. 병원에서 진단을 받고 처방을 받아 약을 드시죠. 그런데 약을 먹을 때는 괜찮다가 약을 중단하면 다시 증상이 나타나는 경우가 많습니다. 또는 약을 먹었지만 큰 효과가 없는 경우도 적지 않고요. 이런 경우, 다른 방법을 고민하시다 한의원에 오십니다.

물론 질환의 원인을 찾고 증상을 빠르게 완화하는 데는 양방의학이 큰 역할을 하는 것이 사실입니다. 하지만 다른 한편으로는 한의원에 대한 편견으로 인해 내원을 늦추시는 경우들이 있어 아쉽기도 합니다. 한의학이 워낙 과거부터 내려온 전통적인 의학이다 보니 '옛날 방식'이라고 생각하는 것이죠.

한의학의 기원을 단군신화에서 쑥과 마늘을 약물로 쓴 것으로 보고 있으니 옛날부터 내려온 것은 맞습니다. 하지만 옛날 방식 그대로인 것은 아닙니다. 음양오행陰陽伍行이나 경락經絡 등 현대과학의 관점에서 해석되지 않는 부분도 있지만 침과 뜸, 한 등 다양한 한방 치료 수단들이 인체에 미치는 효과에 대해서는 수많은 연구 결과를 통해 검증되고 있습니다. 주로 정부의 체계적인 지원을 받는 중의학을 중심으로 의학적 성과들이 보고되고 있는데요. 2015년에는 중국 중의과학원 투유유 교수가 노벨상을 수상했을 정도입니다.

미국에서도 질병 치료에 한의학을 접목시키고 있습니다. 세계적으로 유명한 텍사스대학교 MD 앤더슨암센터가 대표적이죠. 그러니 이제 한의학을 '옛날 의학'이라는 편견에서 벗어나 '현대 한의학'으로 바라봐 주시면 좋겠습니다.

현대 한의학의 흐름 중 하나는 양방과 한방의 협진입니다. 앞서 말씀드린 미국의 암 치료가 좋은 예인데요. 기존의 치료에 한의학을 접목시켜 환자의 생존율을 높이고 삶의 질을 높이고 있습니다. 양방이 해결하지 못하는 부분을 한방이 보완하거나 한방이 더 효과적인 부분은 한방을 적용하면서요. 이 모델은 우리나라에 역수입되어 대체의학이나 통합의학을 다루는 한의원과 전문병원들이 조금씩 늘어나고 있습니다. 일부 대학병원에서는 통합의학센터를

운영하기도 하고요. 저 또한 통합의학을 다루는 한의사입니다.

통합의학은 한의학, 영양학, 기능의학 등 과학적으로 효과와 안전성이 검증된 다양한 학문을 폭넓게 적용시켜 진료하는 것을 의미합니다. 증상을 완화시키는 데서 그치지 않고 우리 몸과 장기들의 기능을 회복시키는 데 초점을 두죠. 이 과정에서 원인이 제거되며 질환은 자연스럽게 치료가 됩니다.

통합의학적인 관점에서 역류성 식도염 치료의 목표는 완치입니다. 완치를 위해서는 세 가지 측면에서의 접근이 필요합니다. 첫 번째는 지금 당장 환자의 고통을 덜어 주기 위한 증상 완화, 두 번째는 역류성 식도염에 관여하는 식도와 위, 장의 기능 회복, 세 번째는 식도와 위, 장의 기능이 저하되게 만든 식습관과 생활태도를 찾아 교정하는 것입니다. 역류성 식도염이 발병한 원인은 한의학적 진찰과 더불어 기능의학과 영양학의 관점을 활용해 파악한 뒤, 한약, 침, 뜸을 활용해 빠르게 증상을 완화함과 동시에 병의 원인을 제거하고, 식습관을 교정해 근본적으로 치료합니다.

⋮ 한방에서는 이렇게 치료합니다

양방도 한방도 역류성 식도염을 치료한다는 목표는 같습니다. 하지만 방향은 조금 다릅니다. 양방은 역류성 식도염의 증상 완화에 집중하는 반면 한방은 위와 식도 등 역류성 식도염과 연관된 장기들의 기능을 회복시켜 원인을 제거하는 것에 초점을 둡니다. 자연스럽게 치료 방법도 달라지죠. 양방에서는 주로 위산을 억제하는 쪽으로 치료를 합니다. 식도 점막을 치유해 합병증을 막아 주면서요. 한방은 위의 기능을 회복시켜 소화와 위산 분비 능력을 정상화하고 식도의 운동기능과 청소기능을 회복시키는 방향으로 치료합니다.

양방과 한방 모두 효과와 한계도 있습니다. 양방은 빠른 증상 완화에 효과적이지만 원인을 제거하지 못하는 만큼 재발이 잘 됩니다. 또 치료 기간 동안 식욕부진, 기력저하 등 부작용을 호소하는 환자분들이 적지 않습니다. 양성자펌프억제제를 장기 복용하는 경우 골밀도를 감소시키고 혈관기능에 부정적인 영향을 미친다고 알려져 있고요. 한방은 원인을 제거하는 데 초점을 맞추기 때문에 재발이 상대적으로 적습니다. 특정한 증상에 집중한 치료가 아닌 관련된 장기의 기능을 정상화하는 것이니 관련 증상이 두루두루 치료됩니다. 전반적으로 몸이 건강해지죠. 반면 양방만큼 빠르고 강한 효과를 내기는 어렵습니다. 그러니 양방과 한방을 두루 활용할 때 서로를 보완하며 최선의 치료를 할 수 있습니다.

한방에서의 치료는 침과 뜸, 약침, 한약을 활용합니다. 그중 주로 활용하는 것은 침과 한약입니다.

우선 침은 양방 치료와 비슷합니다. 당장 증상을 완화시키죠. 사실상 대부분의 증상에 활용할 수 있습니다. 하지만 효과가 장기간 이어지지는 않습니다. 짧게는 반나절, 길게는 일주일 정도 지속되다가 다시 증상이 나타나죠. 그렇기 때문에 침 치료는 일주일에 2~3번 정도 꾸준히 합니다.

다음으로 한약은 역류성 식도염 치료에 있어 가장 중요하고 가장 큰 비중을 차지합니다. 한약은 원인을 제거하고 재발을 방지하는 목적으로 사용합니다. 장기적으로 효과가 유지되죠. 이미 정해진 처방에 환자를 맞추는 것이 아니라 환자의 상태와 증상에 맞춰 개인화된 처방을 하기 때문에 치료 효과도 좋습니다.

역류성 식도염에서는 침과 한약 치료를 병행하는 것이 가장 효과적이라는 연구 결과도 있습니다. 역류성 식도염 환자들을 세 집단으로 나눠 6주간 침 치료, 침과 한약 치료를 병행, 양성자펌프억제제 치료를 한 뒤 결과를 비교해 봤더니 모든 집단에서 증상이 나아졌지만 특히 침과 한약 치료를 병행한 집단이 가장 많이 나아졌습니다.

① 침, 뜸 치료

침은 다양한 방식으로 놓을 수 있어서 한의사마다 다른 위치에 놓지만, 역류성 식도염의 경우 주로 크게는 손과 발, 복부에 침을 놓습니다. 손발의 경혈을 자극해 몸 전체의 혈액순환을 돕고 복부의 경혈을 자극해 소화기의 운동과 혈액순환을 촉진하죠.

침을 놓을 때 환자분들께 합곡혈과 내관혈의 위치를 설명해 드리곤 합니다. 합곡혈은 속이 꽉 막힌 것 같이 소화가 되지 않을 때, 내관혈은 소화가 잘되지 않아 메스껍고 신물이 올라올 때 지압만 해도 즉각적인 효과를 볼 수 있거든요. 합곡혈은 손등에서 엄지손

기락과 둘째 손가락 사이 손등 쪽에 위치해 있고 내관혈은 손목
안쪽에서 팔꿈치 쪽으로 4~6cm 아래, 두 힘줄 사이에 있으니 기
억해 두셨다가 증상이 나타날 때 활용해 봐도 좋겠습니다.

족삼리	- 종아리 바깥쪽에 위치. - 복통, 소화불량, 복부팽만, 각종 소화기 염증, 소화기의 기능성 문제 등 다양한 증상과 질환에 활용. - 가장 대표적인 침 자리.
중완혈	- 윗배의 중앙에 위치. - 복통, 경련, 소화불량 등 증상에 폭넓게 활용.
합곡혈	- 엄지손가락과 검지손가락 사이 오목한 부분. - 소화불량, 복부팽만, 식욕저하 시 위장기능을 회복시켜 줌. 전신의 다양한 증상에 응용할 수 있는 경혈.
내관혈	- 손목 안쪽 주름 기준으로 선목선 정중앙을 타고 아래로 4~6cm 정도에 위치. - 위장기능 강화, 소화기능 회복 효과가 있어 내과질환에 다양하게 활용됨. - 속이 메스껍거나 울렁거릴 때, 입맛이 없을 때 지압을 하면 도움이 됨.
태충혈	- 엄지발가락과 검지발가락 사이에서 발등 쪽으로 2cm가량 올라온 지점. - 소화기능 개선, 설사가 잦을 때에도 도움됨.

〈표〉 역류성 식도염 치료에 자주 쓰이는 경혈

뜸은 침을 놓는 혈자리에 모두 사용할 수 있습니다. 효과도 우수해 다양한 질환에 응용되고 있는데요. 특히 소화기질환에 효과가 좋아 복부에 주로 활용합니다. 뜸은 크게 두 가지 방식이 있습니다. 살에 직접 뜸의 불씨가 닿게 하는 직접구와 살과 뜸의 열기만 전달하는 방식인 간접구입니다. 직접구가 전통적인 방식이지만 요즘은 화상의 위험 때문에 간접구를 사용하는 경우가 많습니다.

② 한약

내과질환의 경우 한방에서의 주된 치료는 한약을 통해 이루어집니다. 한약을 빼고는 접근하기 어렵다고 봐도 무방할 정도로 치료에 있어서 한약의 비중은 큽니다.

한약은 환자의 상태와 증상에 따라 여러 가지 한약재를 조합해 처방을 합니다. 그렇기 때문에 양방처럼 '양성자펌프억제제를 처방한다'와 같이 일률적으로 말씀드리기는 어렵습니다. 하지만 공통된 지침 없이 한의사 개인의 임상 경험에 의존해 처방하는 것은 아닙니다. 연구 논문을 통해 세계적으로 인정받고 치료 효능이 검증된 약재들만 활용해 처방을 합니다.

쉽게 말하면 질환마다 자주 사용되는 검증된 처방이 있고, 이를 바탕으로 환자의 상태에 따라 변형을 해서 쓰고 있다고 보시면 됩니다. 증상이 같아도 증상을 일으킨 원인은 환자마다 다릅니다. 그러니 환자 각자에게 맞는 방식으로 원인을 제거하는 한약을 처방합니다. 100명의 역류성 식도염 환자가 있다면 처방도 100가지가 있다고 해도 과언이 아닙니다.

이진탕가미방 (二陳湯加味方)	한의학적으로 담음이라 일컬어지는 체내의 비정상적인 생리물질을 제거하는 데 사용하는 기본적인 처방. 담음이 체내에 있으면 가슴 답답, 메스꺼움, 두통 등이 발생. 역류성 식도염 환자들의 경우 대부분 소화기능 저하를 동반해서, 메스꺼움, 구역감, 더부룩함 등의 소화불량 증세를 대부분 호소하므로 기본적으로 포함되는 처방 구성. 효과: 식도 및 위 점막 손상부위 면적 감소, 위산 및 펩신 분비도 감소, 식도의 조직병리학적 변화 감소.
반하사심탕 (半夏瀉心湯)	속 쓰림, 가슴 쓰림 증상이 나타나면서 복부팽만 등의 소화기능 저하 증상도 함께 나타날 때 대표적으로 사용하는 처방. 효과: 위 운동성 조절(위 배출능 증가 및 위 운동성 촉진) 및 위산 분비 조절, 하부식도조임근 수축.
육군자탕 (六君子湯)	메스꺼움, 구역감, 더부룩한 증상이 나타나며 음식을 잘 먹지 못해 만성적으로 위장기능이 저하되고 신체 에너지도 저하됐을 때 사용. 일본에서 효과에 대한 연구가 집중적으로 이루어지고 있음. 효과: 식도의 기능을 회복. 식도과민성을 개선.
오패산 (烏貝散)	위산 분비가 과다해서 역류, 쓰림이 매우 심할 때. 궤양까지 발생했을 때 제산제처럼 사용. 위산 분비가 과다할 때 보조적으로 사용됨.
온담탕 (溫膽湯)	스트레스나 정서적 문제에 의해 증상이 유발되거나 악화되는 경우 처방. 불안, 불면, 신경성 소화불량 증상을 치료.

〈표〉 역류성 식도염 치료에 자주 쓰이는 처방

　사실 한약을 처방할 때 무슨 한약재를 어떤 이유로 쓰는지를 말씀드리는 것은 무척 조심스러운 일입니다. 환자 개인에 맞춘 처방이라 일률적으로 적용할 수 없는 것이 첫 번째 이유이고요. 두 번째로는 간혹 일부 환자분들께서 처방전에 적힌 약재를 직접 사서 달여 드시는 경우가 있기 때문입니다. 강조하겠습니다. 무척 위험한 시도니 삼가세요. 환자분들이 쉽게 구할 수 있는 약재들은 대부분 저급 한약재입니다. 약재가 아닌 식품으로 판매하는 것들이죠. 또 약재의 구성이나 용량이 조금만 바뀌어도 건강에 문제를 일으킬 수 있으니 꼭 처방받아 사용하셔야 합니다.

진피	귤껍질을 말린 것. 소화액 분비 촉진 및 장내 가스 배출, 정장 작용을 함. 다양한 약물과 배합되어 소화기계 질환에 활용됨.
생강	항산화 작용 및 위 운동 증진 효과
반하	염증 억제 및 항산화 효능. 구토 개선. 위 점막 손상 억제.
황련	위산 역류, 구토, 토혈, 가슴 답답 증상 등에 활용.
금은화	인동의 꽃봉오리를 건조한 것. 소염, 해열, 항균 작용이 있어서 염증을 동반한 질환에 활용됨. 위, 식도에 염증이 동반된 경우에도 사용. 위산 분비 억제, 식도 점액 분비 증가시킴.
모려, 와릉자, 해표초	각각 굴, 조개껍데기, 갑오징어의 내각. 해표초는 흔히 민간에서 오적골이라고 불리는 약재로 제산제처럼 사용. 위산 분비가 과다해서 생기는 증상에 많이 사용됨. 위 식도 연결부 점막 손상방어, 염증 완화, 하부식도조임근 손상 치료.

〈표〉 역류성 식도염 치료에 자주 쓰이는 한약재

역류성 식도염에 활용하는 한약재들은 대부분 위의 기능을 회복시키는 역할을 합니다. 위의 기능이 저하되어 음식의 소화 시간이 길어지고, 이에 따라 가스가 발생하고 위산 분비가 증가해 역류성 식도염이 생기는 경우가 가장 많으니까요. 위의 기능이 회복되면 소화력이 좋아지고 증상들이 하나둘 사라지기 시작합니다. 동시에 식도의 과민성을 개선하고 운동성을 회복시키는 약재도 활용합니다.

역류성 식도염은 스트레스가 원인인 경우도 많습니다. 이런 경우에는 스트레스에 대한 저항성을 회복시킵니다. 스트레스를 장기간 지속적으로 받으면 자율신경계의 균형이 무너져 있기 때문에 한약을 통해 바로잡고 몸이 스트레스에 올바로 반응할 수 있도록 돕습니다.

결과적으로 역류성 식도염을 치료하면 몸 전체의 기능이 회복됩니다. 한의학이 전인적인 관점에서 접근하기 때문입니다.

⋮ 식사일기부터 써 봅시다

역류성 식도염 환자분들이 처음 내원하시면 늘 묻는 질문이 있습니다.

"원장님, 어떤 음식을 먹으면 안 될까요?"

답을 하는 대신 작은 수첩을 한 권 드리며 말씀드립니다.

"하루 동안 먹은 것을 기록하는 식사일기장이에요. 이 수첩에 매일매일 드신 것을 모두 적어 보세요. 언제 어떤 음식을 드셨는지, 먹는 시간은 얼마나 걸렸는지까지 자세할수록 좋습니다. 그리고 증상이 나타날 때 언제, 어땠는지도 적어 주세요. 그 기록 안에 피해야 할 음식의 힌트가 있을 거예요. 다음에 내원하시면 수첩을 보면서 같이 힌트를 찾아보시죠."

앞서 말씀드렸다시피 역류성 식도염의 발병 위험을 높이거나 증상을 악화시키는 음식은 많습니다. 하지만 이 음식들이 모든 사람에게 같은 증상을 일으키지는 않습니다. 각 개인마다 증상을 일으키는 음식이 다르니 "역류성 식도염이 있으시니 어떤 음식은 안 됩니다"라고 말씀드릴 수 없는 것이죠.

이렇게 설명을 하면 일부 환자분들은 미심쩍어하시며 "하지만 인터넷에서는 '어떤 음식'은 무조건 먹지 말라고 하던데요?"라고 하십니다. 인터넷이나 매스컴은 그렇게 말할 수 있습니다. 특정 개인이 아닌 다수의 대중에게 정보를 제공하는 것이니까요. '내가 조심해야 할 음식'이 아니라 '높은 확률로 증상을 일으키는 것으로 밝혀진 음식'을 알려 주는 것이죠. 내가 높은 확률에 속하는지 아닌지는 음식을 먹었을 때 내 몸의 반응을 살펴봐야 알 수 있습니다. 그래서 식사일지를 써서 힌트를 찾는 것입니다.

식사일기는 고혈압, 당뇨, 고지혈증 등 식사 관리가 중요한 만성 질환 치료에 많이 쓰여 왔습니다. 최근 들어서는 다이어트를 할 때 식사일기를 쓰는 경우 성공확률이 더 높고 체중도 더 많이 감량한 다는 사실이 알려지며 활용도가 높아지고 있습니다. 역류성 식도염 또한 음식과 생활습관의 영향을 직접적으로 받는 질환이라 식사일 기를 쓰면 치료에 큰 도움이 됩니다.

식사일기를 쓰며 얻는 효과는 크게 두 가지입니다. 나에게 증상 을 일으키는 음식을 찾을 수 있다는 것이 한 가지고요. 다른 한 가 지는 식사일기를 쓰는 동안 '자기 관찰'을 하게 됩니다. 식사일기를 써 오신 환자분들이 그러시거든요.

"전 제가 커피를 하루에 1~2잔 마시는 줄 알았는데, 적다 보니 3~4잔을 마시는 날도 많았어요."

"아침을 거른 날은 점심에 주로 튀긴 음식을 먹네요. 그래서 오 후에 소화가 잘 안 됐나 봐요."

저와 같이 식사일기를 살펴보지 않아도 스스로 기록하면서 문 제점을 찾아내시는 것입니다. 많은 환자들이 스스로 골고루 제때 잘 먹는다고 생각하고 있지만 실제로는 자기도 모르게 끼니를 거르 고 한꺼번에 몰아서 식사를 하거나 인스턴트 음식을 즐기는 경우가 많습니다.

문제점이 보이면 자연스럽게 '자기 관리'로 이어집니다. 생각보다 커피를 많이 마시고 있다는 것을 알아채신 환자분은 책상 앞에 '아 까도 커피 마셨잖아'라고 써 두셨고요. 아침을 거른 날엔 점심에 튀 긴 음식을 드신다던 환자분은 '일주일에 세 번은 점심에 한식 먹기' 목표를 세우셨습니다. 점차 건강한 식습관으로 바뀌는 것입니다. 누가 시켜서가 아닌 스스로 깨달은 것이기 때문에 지속성도 더 큽니다.

식사일기의 효과를 극대화하려면 조금 번거롭더라도 가급적 자세히 적는 게 좋습니다.

물도 음식입니다. 물을 얼마나 마셨는지도 적어 주세요.

먹은 것도 영향을 끼치지만 먹은 양도 끼칩니다. 어떤 음식을 얼마만큼 먹었는지를 같이 적어 주세요.

식사일기를 자기 전에 하루를 마무리하며 적는다고 하시는 분들이 계십니다. 그 방법도 좋지만 그보다는 매 식사를 마치자마자, 증상이 나타날 때마다 적는 것이 더 좋습니다. 시간이 지날수록 정확히 기억나지 않으니까요. 요즘은 식사일기를 쓰는 애플리케이션도 많으니 활용하시면 그때그때 적을 수 있습니다.

무엇보다 꾸준히 적는 것이 가장 좋습니다. 저 역시 식사일기를 써 봐서 압니다. 하루 이틀 쓰는 것은 어렵지 않지만 일주일, 한 달을 빼먹지 않고 꾸준히 쓰는 것은 상당한 의지가 필요하죠. 그렇지만 하루 이틀보다 일주일, 일주일보다 한 달, 한 달보다 두 달, 기록한 기간이 늘어날수록 식사일기의 진가가 발휘되는 것은 부정할 수 없는 사실입니다.

식사일기를 쓰다 보면 식사습관이 건강하게 바뀌어 가며 질환이 치료되는 과정이 한눈에 보이고 몸으로 느껴집니다. 꾸준히 기록한 사람만이 누릴 수 있는 보너스입니다.

	먹은 음식	먹기 시작한 시간	다 먹은 시간
아침			
점심			
저녁			
간식			
기상 시간			
취침 시간			

스트레스	사건	강도
		1 2 3 4 5
		1 2 3 4 5

증상	종류	느낀 시간	강도
			1 2 3 4 5
			1 2 3 4 5
			1 2 3 4 5

〈표〉 식사일지 예시

⦂ 생활습관도 바꿔 봅시다

식사일기를 쓰는 것은 행동수정요법Behavior modification 중 한 가지입니다. 행동수정요법은 어떤 목적에 부적당하다고 생각되는 행동을 스스로 바람직한 행동으로 수정해 습관을 들이게 하는 방법입니다.

역류성 식도염은 음식에도 영향을 받지만 생활습관에도 영향을 받습니다. 음식과 관련된 생활습관이라면 더욱 그렇죠. 식사일기를 쓸 때 음식을 먹은 양, 먹기 시작한 시간과 다 먹은 시간, 취침 시간을 같이 기록하는 것을 추천하는 이유입니다. 식사의 규칙성, 과식과 식사 속도, 마지막 식사 후 잠들기까지의 시간, 취침 시간의 규칙성 등을 볼 수 있기 때문이죠. 많은 환자들이 음식에는 관심을 두지만 생활습관은 소홀히 하는 경향이 있어 한 번씩 더 말씀드립니다.

우선 식사 시간은 최소 20분은 확보하는 것이 좋습니다. 천천히 먹는 것이죠. 빨리 식사를 하는 이유를 여쭤보면 많은 경우 어렸을 때부터 그래 왔다고 하십니다. 그런 경우 앞서 다룬 빨리 먹을 때의 문제점을 설명해 드리고, 식사 속도를 늦추는 연습을 권합니다. 방법은 간단합니다. 음식물을 씹고 있는 중에는 젓가락을 내려놓는 것입니다. 음식을 다 삼킨 후에 다시 젓가락을 들고요. 빨리 드시는 분들은 음식을 채 삼키기도 전에 또 새로운 음식을 입에 넣는 경우가 많거든요.

다른 방법으로는 의식적으로 쉬는 것입니다. 이 방법은 음식을 빨리 그리고 많이 드시는 경우에 더 좋습니다. 그릇이 어느 정도 비었을 때 잠깐 쉬는 것이죠. 처음에는 30초를 쉬었다 먹고, 익숙해지면 시작해서 1분, 2분씩 늘려 가며 마지막으로 3분간 쉬도록 합니다. 쉬는 동안에는 배가 부른지, 아직 배가 고픈지를 느껴 봅니다. 중요한 것은 '더 먹고 싶은지'를 생각하는 것이 아니라 '배가 부른가'를 느끼는 것입니다. 음식의 양을 조절하는 연습이니까요. 이렇게 하면 식사 속도는 느려지며 식사량을 조절하는 데에도 도움이 됩니다.

저녁 식사 시간과 취침 시간 사이의 간격도 체크합니다. 저녁 식사 후 3시간이 지나지 않아 잠자리에 들면 역류할 확률이 높아지니까요. 저녁 식사는 가급적 일찍 하면 좋습니다. 상황이 여의치 않다면 오후 5시 정도에 간식을 먹고 늦은 저녁을 가볍게 먹는 것이 대안입니다. 세 끼 식사의 양이 너무 차이가 나면 가급적 균등하게 나누어 먹을 수 있는 방법을 고민할 필요도 있습니다.

스트레스도 역류성 식도염에 큰 영향을 끼칩니다. 한 환자는 스트레스를 받으면 목이 조이는 느낌을 받으며 아무것도 먹을 수 없다고 했었습니다. 때문에 회사에서 스트레스를 받은 날은 점심을 거르고, 퇴근해서 저녁을 몰아서 먹게 되는 경향이 심했습니다. 이 환자에게는 스트레스를 받아서 아무것도 넘기지 못하겠을 때 심호흡을 하며 미지근한 물을 한 모금씩 먹도록 조언을 했습니다. 그래서 조금 진정이 되면 선식이나 죽 등 먹기도 편하고 소화도 쉬운 음식들을 먹어 보기로 했죠. 조금씩 변화가 있었고 스트레스를 받을 때 스스로를 진정시키는 법을 익히고 식습관도 개선됐습니다. 역류성 식도염 또한 나아졌고요. 이 또한 식사일기를 통해 스트레스가 몸뿐만 아니라 일상패턴에도 영향을 준다는 것을 발견했기 때문에 가능했던 치료였습니다.

물론 이 모든 습관을 한꺼번에 바꾸라는 말은 아닙니다. 환자분과 충분히 이야기를 나누며 실천하기 가장 쉽게 느껴지는 것을 선택해 하나씩 바꿔 갑니다. 스트레스 또한 역류성 식도염을 악화시키는 요인이니 가급적 환자분이 부담을 느끼지 않는 수준에서 천천히 진행합니다.

6장

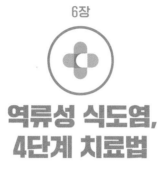

역류성 식도염, 4단계 치료법

⦂ 통합의학으로 역류성 식도염 벗어나기

이제 본격적으로 역류성 식도염을 통합의학적으로 치료하는 과정을 말씀드리겠습니다. 통합의학은 앞서 말씀드렸다시피 한의학과 서양의학, 영양학, 기능의학 등의 장점을 접목해 환자에게 최선의 치료를 제공하는 것입니다. 이렇게 설명을 하면 "역류성 식도염에 ○○가 좋다던데, ○○도 치료에 쓰나요?"라고 묻는 환자분들도 계십니다. 아닙니다. 통합의학이 민간요법 등 보완의학을 연구하고 접목하는 것은 맞지만, 보완의학 중에서도 과학적으로 검증되고 안정성이 확보된 치료법만을 사용합니다. 근거 중심의 보완의학만을 활용합니다.

역류성 식도염은 생활습관과 밀접하게 연관되어 있기 때문에 통합의학적으로 접근할 때 치료 효과가 배가됩니다. 가령 서양의학에서는 밤마다 신물이 올라와 자다가 깬다는 환자에게 위산분비억제제를 처방합니다. 이 경우 당장의 역류 증상은 나아지게 할 수는 있지만 신물이 올라오는 원인을 제거한 것이 아니기 때문에 약을 끊으면 곧 재발하고 맙니다. '언 발에 오줌 누기'식 치료가 되지 않으려면 증상을 완화시키는 동시에 역류성 식도염을 일으킨 원인을 찾아 그 원인을 제거해야 하죠.

통합의학으로 접근하면 위산분비억제제를 처방해 당장의 증상을 완화하는 동시에 원인을 제거합니다. 위의 기능이 떨어져 소화가 잘되지 않아 쉽게 역류하는 것이라면 한약으로 위의 기능을 회복시키고, 야식으로 인해 위의 기능이 저하되었다면 생활습관을 교정해 마지막 식사와 취침 사이의 시간을 최소 4시간 이상 확보해 충분히 소화가 된 뒤 잠자리에 들게 하는 동시에 한약으로 위의 기능을 회복시키고, 시험이나 승진 등 긴장이 될 때마다 증상이 심해진다면 스트레스로 인해 불안정해진 자율신경계를 안정화시키는 식으로요. 원인을 제거했으니 당연히 재발이 적습니다.

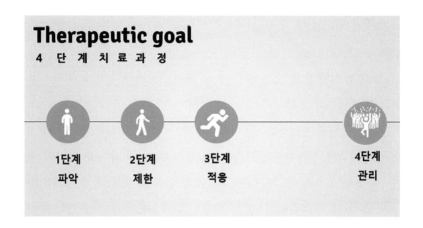

Therapeutic goal
4 단 계 치 료 과 정

1단계 파악　2단계 제한　3단계 적응　4단계 관리

    역류성 식도염은 만성질환입니다. 어느 날 찾아왔다가 며칠 쉬면 나아지는 감기와는 다르죠. 갑자기 신물이 올라오고 가슴이 타는 것 같은 증상으로 고통을 겪는 것이 아니라 신물이 올라왔다가 괜찮다가, 가슴이 타는 것 같다가 괜찮다가를 반복하며 빈도와 강도가 점점 심해집니다. 또 야식을 한 번 먹었다고, 스트레스를 갑자기 받았다고 역류성 식도염이 생기지 않죠. 야식을 자주 즐기거나 스트레스를 반복적으로 받는 등 건강하지 못한 식습관이 누적된 결과 발병을 하게 됩니다.

    그래서 단계적으로 치료해야 합니다. 역류성 식도염에 취약해진 몸의 기능을 회복시키고 잘못된 식습관을 바로잡아 한 단계 한 단계 역류성 식도염과 멀어지는 것이죠. 증상의 정도와 역류성 식도염을 앓은 기간, 개인의 체질에 따라 치료 기간은 짧게는 1개월, 길게는 6개월까지 달라집니다. 하지만 파악-적응-적응-관리 등 4단계 치료과정을 거치면 역류성 식도염과 완전히 이별할 수 있습니다.

☰ 1단계: 파악

원인을 파악하는 것과 동시에 증상 완화를 위해 집중적인 치료가 이루어지는 단계입니다.

우선 문진과 설문조사를 통해 환자분에 대한 기본적인 사항들을 꼼꼼히 체크합니다. 진료를 하며 현재 증상뿐 아니라 과거에 어떤 병을 앓았는지, 소화, 대변, 수면, 정서 등을 포함해 종합적으로 판단해 진단을 내립니다. 필요한 경우 몇 가지 검사를 실시해 조금 더 세부적인 원인을 파악하고 결과를 참고해 치료 계획을 수립합니다. 예를 들어 스트레스를 많이 받고 있는 환자라면 HRV심박변이도 검사를 실시해 자율신경계의 균형을 파악하고, 배변 문제가 있는 경우 장내 미생물 검사를 통해 유해균과 유익균의 분포를 확인합니다. 또 소화에 어려움이 있다면 유기산 검사로 몸의 전반적인 균형 및 영양 상태를 파악하기도 하죠.

〈대표적인 기능의학 검사〉

HRV (심박변이도) 검사	심장박동 변화 체크를 통해 만성피로, 만성스트레스와 관련된 신경계통의 피로도를 예측하고 평가할 수 있습니다. 거의 모든 질환에서 HRV 관계에 대한 연구들이 보고되고 있으며 심장을 지배하는 교감신경과 부교감신경의 활동을 양적으로 평가하고 자율신경계 균형을 정량화할 수 있는 유용한 방법으로 인정받고 있습니다.
장내 미생물 검사	장내에 유해균이 많은지, 유익균이 많은지 단순히 살펴볼 뿐만 아니라 어떤 종류의 균이 몇 %를 차지하고 있는지 정확하게 파악하여 이와 관련된 증상, 질환과의 연관성을 찾아냅니다.

유기산 검사	우리가 먹은 음식을 몸에서 쓰는 에너지로 바꾸고 그 에너지를 이용하여 몸의 각 부분이 제 기능을 하는 과정에서 생기는 물질들을 측정하는 검사입니다. 이를 분석해 보면 어떤 영양분이 결핍되어 있는지, 유해물질이나 체내 독소 생성 여부, 항산화 능력, 신경 내분비 물질 균형, 장내 미생물 불균형을 알 수 있습니다.

1단계에서는 환자의 일상에 크게 변화를 주지 않습니다. 처방을 받아 복용 중인 양약이 있다면 그대로 복용하고요. 식습관도 아직은 교정할 시기가 아닙니다. 어떻게 생활을 하고 있고, 어떤 식습관을 가지고 있는지를 파악하기 위해 식습관일기를 쓰기 시작합니다. 물론 역류성 식도염이 재발한 환자들은 워낙 병을 앓아 온 기간이 길다 보니 어떤 음식을 먹으면 증상이 심해지는지, 어떤 상황에서 증상이 급격하게 나타나는지에 대해 두루뭉술하게라도 알고 있는 경우가 많습니다. "회사 업무가 많아 한동안 무리를 했더니 다시 역류 증상이 나타나네요." "연말이라 모임이 많아 술을 자주 마셔서 그런가 가슴이 쓰려요"라고 말씀을 하시죠. 이런 경우에는 증상과 충분히 연관성이 있다면 휴식, 금주 등을 권고해 치료의 속도를 높입니다.

1단계의 핵심은 한약입니다. 한약으로 원인을 제거하기 시작하죠. 역류성 식도염 환자들은 소화나 배변 문제가 선행되어 있는 경우가 많습니다. 음식을 먹어도 소화가 잘되지 않다 보니 위에 내용물이 남아 있는 시간이 길고, 위가 가득 차 있으니 복압도 높습니다. 배변이 원활하지 않으면 장에 가스가 차 있다 보니 복압이 높아지고요. 복압이 높아지면 역류가 잦아집니다. 그래서 1단계에서는 한약으로 장과 위를 안정화시키는 것을 최우선 목표로 합니다. 물론 침과 뜸도 활용합니다.

2단계: 제한

2단계는 '제한'입니다. 환자가 작성한 식습관일기를 보며 문제시되는 식습관과 생활습관을 찾아냅니다. 그리고 그 식습관과 생활습관을 철저히 제한합니다.

환자분들은 치료 중 이 단계가 가장 힘들다고 말씀하십니다. 일상에 제한이 많이 가해지니 당연합니다. 저도 알고 있습니다. 하지만 이 시기는 그만큼 중요합니다. 우선 문제로 보이는 습관을 제한해 봐야 실제로 문제를 일으키는지, 아닌지를 알 수 있습니다. "저는 고기만 먹으면 역류가 심해져요"라고 말씀하셨던 환자분은 이 단계를 거치며 고기 중에서도 튀긴 고기가 증상을 악화시킨다는 것을 알게 되었고 튀김류를 즐기던 식습관을 개선한 뒤 역류에서 벗어나셨습니다. 또 식습관을 제한하며 원인을 찾기도 하지만 식습관을 제한했을 때 컨디션이 어떻게 변하는지를 환자 스스로 느끼는데요. 이 과정도 치료의 한 부분입니다. 앞서 말씀드린 환자분은 '좋아하는 튀김을 못 먹으니 스트레스를 받지만, 역류를 하지 않아 밤에 편히 자니 활력이 생긴다. 이 컨디션을 유지하고 싶다'라고 말

쓸하셨습니다. 아파서 먹고 싶은 음식을 먹지 못하는 것이 아니라 좋은 컨디션을 유지하기 위해 음식을 조절하는 것으로 생각이 바뀌는 것이죠. 이런 경험 하나하나가 환자들에게 긍정적인 자극이 됩니다. 치료가 진행될수록 제가 제한을 하는 부분은 줄어들고 환자분들 스스로 음식을 조절하며 컨디션을 관리하는 비중은 커집니다.

제한 단계에서는 조심해야 할 것이 하나 더 있습니다. 2단계에서는 한약의 효과가 나기 시작하면서 증상이 절반 이상 사라지거든요. 식습관도 철저히 제한을 하니 증상은 더 약해지죠. 보통 치료하기 전 증상의 강도를 10으로 본다면 2단계에서는 5 정도로 내려갑니다. 이 상태가 되면 환자분들은 '이제 거의 다 나은 것 같다'며 무척 기뻐하십니다. 주관적인 불편감이 절반 정도로 내려가면서 '살 만하다'고 느끼시는 거죠.

효과를 체감하니 많은 경우 환자들이 치료에 더 적극적으로 참여합니다. 동기가 부여되는 것이죠. 반대로 적지 않은 환자들이 '일탈'을 하십니다. 다시 술을 마시고, 다시 기름진 음식을 밤늦게 드시는 등 치료 전의 일상으로 돌아가는 것이죠. 이 경우 아직 완전히 나아진 것이 아니기 때문에 증상이 바로 악화됩니다. 아직은 원인이 완전히 제거되어 컨디션이 안정화된 단계가 아니기 때문에 증상이 10일 때와 동일하게 조심해야 합니다.

일탈을 했던 환자분들이 "원장님, 많이 좋아진 줄 알았는데 다시 힘들어요"라고 하시며 걱정스러운 표정으로 내원하시죠. 다행스럽게도 그렇게 나쁜 상황은 아닙니다. 잘못된 식습관으로 인해 일

시적으로 증상이 악화된 것이고, 침이나 뜸 치료를 하면 금방 회복
합니다. 환자분들께는 아직까지는 식습관이나 일상의 변화 등에 의
해 증상이 나아졌다 악화됐다를 반복하는 시기인 만큼 제한식을
유지해 달라고 당부드립니다.

2단계에서는 양약을 서서히 줄여 가다 중단합니다. 한약은 환자
의 증상 변화에 맞춰 정교하게 재처방해 계속 복용합니다.

⦂ 3단계: 적응

1단계에서 2단계로, 2단계에서 3단계로 넘어가는 기준은 증상입
니다. 의사인 제가 진찰해서 파악하는 객관적인 증상과 환자가 느
끼는 주관적인 증상을 모두 고려합니다. 역류성 식도염의 특성상
환자가 느끼는 증상이 진단의 중요한 척도이기 때문입니다.

1, 2단계를 통해 역류성 식도염을 일으켰던 원인은 상당 부분 사
라졌을 때 3단계로 넘어갑니다. 3단계에서는 때때로 증상이 나타나
긴 하지만 주기적으로 나타나진 않습니다. 증상이 다시 나타날 때
도 강도는 5 이하로 나타나죠. 식습관일기를 통해 잘못된 식습관도
파악했습니다. 치료를 거치는 동안 환자분은 왜 증상이 나타나고,
언제 심해지는지를 알게 되었습니다. 증상에 대한 막연한 두려움이
사라지며 일상을 관리할 수 있게 됩니다. 그 전까지는 제가 환자분
께 알려 드리는 부분이 많았다면 3단계부터는 환자분이 스스로 알
게 되고 조절하는 부분이 커집니다. 조금씩 일상으로 돌아가는 것

입니다.

역류성 식도염 환자분들 중에는 식사량이 적은 경우가 흔합니다. 처음부터 적게 드신 것이 아니라 음식을 먹으면 역류를 하는 등 증상이 심해지니 식사량이 줄어든 것이죠. 심한 경우 저체중으로 이어지기도 합니다. 치료가 진행되며 음식을 먹어도 증상이 나타나지 않으니 자연스럽게 식사량이 늘어납니다. 체중도 조금씩 회복되시고요. 반대로 폭식을 하거나 식사량이 많아 역류가 잦았던 환자분들은 식습관이 교정되며 식사량이 줄어듭니다. 체중이 줄면 복압도 낮아지니 치료 효과도 커집니다.

3단계에서는 2단계에서 제한했던 음식들을 다시 시도해 봅니다. 2단계에서는 밀가루를 완전히 제한했다면 3단계에서는 '일주일에 한 번', '일주일에 두 번'식으로 제한을 두고 먹어 보는 것입니다. 그리고 먹었을 때 증상이 다시 나타나는지, 다시 나타난다면 강도는 예전과 같은지, 증상은 얼마나 지속되는지 등을 체크합니다. 괜찮다면 조금씩 더 많은 음식을 시도해 보고 무리가 있다면 다시 제한을 합니다. 회복 정도에 따라 치료 강도와 제한의 정도를 조절합니다.

1, 2단계에서 치료의 핵심이 한약이었다면 3단계의 핵심은 교정입니다. 2단계까지는 역류성 식도염을 일으킨 원인을 찾기 위해 식습관일기를 썼다면 3단계에서는 식습관일기를 쓰며 환자 스스로 식습관을 교정합니다. '오늘은 피곤해서 커피를 2잔 마셨더니 속이 쓰리네. 내일은 1잔만 마시자' '요 며칠 업무가 바빠 식사를 몰아서

했더니 신물이 올라오네. 간단하게라도 끼니는 챙겨야겠다'식으로 조절을 하는 거죠. 2단계까지는 환자분들이 "빵을 자주 먹었더니 증상이 심해지네요"라고 말씀하신다면 3단계에서는 "빵을 자주 먹었더니 증상이 심해져서 안 먹고 있어요"라고 말씀을 하십니다. 스스로 관리를 하는 것입니다.

이 단계에서 많은 환자분들이 "이제 예전처럼 생활해도 되죠?"라고 물으십니다. 술을 마셔도, 야식을 먹어도 증상이 나타나지 않으니 안심하시는 것이죠. 마음 같아서는 저도 마음 편히 생활하시라고 말씀드리고 싶지만, 지금 증상이 나타나지 않는 것은 몸이 회복된 것과 더불어 식습관이 바로잡혔기 때문입니다. 평소에 건강한 식습관을 유지하다가 가끔 야식을 먹고, 가끔 술을 마시는 것 등은 문제가 되지 않지만 잘못된 식습관이 누적되면 결국은 다시 역류성 식도염이 생길 수밖에 없습니다. 평소 건강한 사람은 하루 이틀 정도 무리를 했다고 몸살이 나지 않지만 건강을 믿고 계속 무리를 하다 보면 몸이 점점 약해져 병이 생기는 것과 다르지 않습니다. 그래서 "이제 예전처럼 생활해도 되죠?"라고 묻는 환자들께는 다소 야속하게 들릴지라도 "예전처럼 생활해서 역류성 식도염이 생겼다는 것을 잊지 마세요"라고 말씀을 드립니다. 건강에 있어서는 방심하는 것보다는 조심하는 것이 나으니까요.

⁞ 4단계: 관리

본격적인 치료는 3단계에서 끝이 납니다. 4단계는 말 그대로 식습관이 건강하게 잘 유지되고 있는지, 재발의 조짐이 보이지는 않는지를 살피는 단계입니다. 3단계까지는 주기적으로 진료를 하지만 4단계에서는 환자분이 이상을 느낄 때 내원을 하시게 합니다. 역류성 식도염의 증상보다는 원인이 되었던 증상이 나타날 때 진료를 하죠. 가령 위의 기능이 저하되며 역류성 식도염으로 이어진 환자분들은 평소보다 소화가 잘되지 않을 때, 장의 기능에 문제가 있었던 환자분들은 배변이 원활하지 않을 때 진료를 하며 증상을 바로 잡습니다. 마찬가지로 자율신경이 불안정했던 환자분들은 과로나 스트레스가 많을 때 한 번씩 점검을 하며 재발을 방지합니다.

이렇듯 '파악-제한-확대-관리' 4단계 치료과정을 거치면 역류성 식도염에서 완전히 멀어질 수 있습니다.

역류성 식도염 재발을 방지하려면

최근 미국 의사협회 저널 내과학(JAMA Internal Medicine) 최신 호에는 역류성 식도염에 걸릴 위험을 낮출 수 있는 다섯 가지 생활습관이 발표되었습니다. 미국 매사추세츠 종합병원(MGH) 소화기내과 전문의 앤드루 찬 박사팀이 연구한 결과인데요.

---

1. 정상 체중 유지
2. 금연
3. 하루 30분 중간~고강도 운동
4. 카페인 음료는 하루 2잔 이하
5. 건강한 식습관

첫 번째로는 정상 체중(BMI 18.5~25)을 유지하며 두 번째는 금연, 세 번째는 하루에 30분 정도 중간~고강도 운동을 하는 것입니다. 국내에서도 비슷한 연구가 있었는데요. 주당 3시간 운동을 한 경우 역류성 식도염에 걸릴 위험도가 낮아졌습니다. 더불어 걷기 등 가벼운 운동을 했을 때보다 빠르게 달리기, 테니스, 수영, 에어로빅 등 고강도 운동을 했을 때 위험도는 더 많이 낮아졌습니다. 네 번째는 커피, 홍차, 탄산음료를 하루 2잔 이하로 마시는 것이고요. 마지막은 건강한 식습관을 유지하는 것입니다.

이 중 가장 큰 영향을 주는 습관은 체중입니다. 정상 체중을 유지하는 경우 역류성 식도염의 위험은 40퍼센트 감소 효과가 있었습니다. 운동과 건강한 식습관은 20퍼센트, 금연과 커피, 홍차, 탄산음료 섭취를 제한하는 것은 각각 10퍼센트 감소 효과가 있었으니 정상 체중을 유지해야 하는 이유를 더 말씀드리지 않아도 되겠죠?

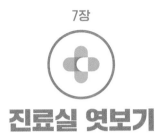

7장

진료실 엿보기

▤ "신물과 가슴 쓰림, 또 역류성 식도염이래요"
▤ [역류성 식도염이 재발해 내원한 31세 여성]

» 첫 진료

지난해 초 31세 여성 환자분이 역류성 식도염의 전형적인 증상을 호소하며 내원하셨습니다. 이 환자분은 여러 가지 이유로 기억에 남는데요. 우선 신물과 가슴 쓰림이라는 역류성 식도염의 전형적인 증상을 호소하셨고, 이 증상들이 무척 심하게 나타나고 있으셨습니다. 얼마 전부터는 끼니때마다 죽을 드신다고 할 정도로 일상생활에 지장도 컸습니다. 본인의 증상에 대해서도 잘 파악하고 계셨습니다. 처음 내원하실 때부터 '신물이 수시로 올라오는데 음식을 먹어도, 먹지 않아도 비슷한 정도로 올라온다. 가슴 쓰림도 심한데 신물이 올라올 때는 더 심해진다. 커피나 술을 마시면 가슴이 두근거리는 증상이 악화되어 요즘에는 아예 마시지 못하고 있다'라고 아주 구체적으로 표현을 하셨죠.

보통 환자들은 증상을 모호하게 표현하거나 "식후에 더 심해지지 않으세요?"처럼 구체적으로 질문을 해야 답을 하시는 것과 달랐습니다. 증상을 잘 파악하고 계시는 경우는 대부분 재발을 한 경우입니다. 이 환자분도 그랬습니다. 역류성 식도염 진단을 받고 양성자펌프억제제PPI를 4주간 복용했었고, 이후에 재발을 방지하기 위해 4주 더 처방받아 드신 적이 있으셨습니다. 처음 양성자펌프억제제를 드셨을 때는 바로 효과가 나타났고, 재발을 막으려고 추가적인 약까지 먹었으니 다시 증상이 나타날 것이라고는 전혀 예상하지 못했다고 하셨습니다. 그래서 더 당황했지만 약을 먹으면 금방 나아질 것이라고 생각해 병원에 가셨다고 합니다. 하지만 이번에는 약을 먹어도 전혀 효과가 나타나지 않아 다른 문제가 있는 것은 아닌지를 걱정하고 계셨습니다.

이 환자분은 역류성 식도염의 전형적인 증상을 가지고 계신 동시에 역류성 식도염 치료의 전형적인 패턴과 한계를 보여 주고 계셨습니다. 역류성 식도염은 PPI로 증상이 잘 조절됩니다. 단, 처음 발병한 경우에만 그렇습니다. 처음 발병했을 때는 PPI만 먹어도 바로 효과가 나타나지만 재발한 경우에는 그렇지 않은 경우가 의외로 많습니다. 적지 않은 환자들이 "처음에는 약을 3일 먹었더니 증상이 싹 사라졌는데, 이번에는 일주일째 먹어도 증상이 여전하네요"
"처음에는 약을 먹고 3개월은 괜찮았는데 이번에는 약을 끊자마자
다시 증상이 나타났어요"라고 호소하시죠.

환자들은 의아해하시지만 어느 정도는 예고된 수순입니다. PPI
로 증상을 완화시켰지만 원인까지 제거하지는 않았으니까요. 증상
은 사라졌지만 잘못된 식습관은 누적되어 쌓이고 있으니까요. 원인
은 깊어지고 있는 셈입니다. 그렇기 때문에 재발의 경우 처음 역류
성 식도염이 나타났을 때보다 증상이 심해진 경우가 더 많습니다.
이 환자분 역시 마찬가지였습니다.

» 원인 파악

환자분과 지금 현재의 증상에 대해 충분히 이야기를 나눈 뒤 원
인 파악에 나섰습니다. 사회생활을 시작하면서 소화가 잘되지 않았
다고 하셨습니다. 사무직이다 보니 자리에 오래 앉아 있는데 점심
을 먹으면 오후 내내 속이 답답한 날이 많다고 하시더군요.

변비도 심한 편이셨습니다. 변을 보지 못한 날은 배가 묵직하고
아프다고 하셔서 손으로 눌러 보니 아니나 다를까 아랫배가 단단
하고 가스도 가득 차 있었습니다. 트림과 방귀도 잦았고요.

소화가 잘되지 않거나 변비가 있으신 분들은 복압이 높습니다.
소화가 잘되지 않으면 위에 음식물이 오래 머물러 있으니 복압이
높은데 변비까지 있으면 복압이 더 높아지죠. 복압이 높으면 역류
가 잦아집니다.

식습관도 좋지 않으셨습니다. 야식을 즐겨 드시고 매운 음식과

밀가루를 신호하셨습니다. 특이한 점은 카페인에 대한 반응이었습니다. 커피를 마시면 심장박동이 빨라지는 것이 느껴질 만큼 가슴이 두근거리고 손이 떨린다고 하셨거든요. 자율신경계의 이상이 의심되어 HRV^{심박변이도} 검사를 실시했습니다.

검사 결과를 보니 육체적 피로도와 정신적 피로도가 높았으며 스트레스 지수는 높고 스트레스 저항력은 낮았습니다. 교감신경과 부교감신경이 불균형했고요.

자율신경계는 소화기를 조절합니다. 피로도가 높고 스트레스가 많은 경우 가스가 차고 소화불량인 경우가 많지요. 이 환자의 경우 자율신경계의 불안정이 소화와 배변의 문제로 이어졌으며, 이 문제가 장기간 지속되며 역류성 식도염으로 이어진 것입니다.

» **1단계 치료**

한약으로 자율신경계를 안정시키고 위와 장의 기능을 회복하는 것을 1차 목표로 삼았습니다. 침과 약침, 뜸 치료도 보조적으로 활용했습니다. 치료 기간 동안 식습관일기도 매일 적기로 했습니다.

양약 복용은 중단했습니다. 보통 1단계에서는 양약을 기존과 동일하게 복용하지만 이 환자분은 양약을 먹어도 효과가 전혀 나타나지 않고 있었기 때문에 드시지 않기로 했습니다.

당분간 영양제도 중단하기로 했습니다. 소화가 잘되지 않아 음식을 자유롭게 드시지 못하니 영양제에 대한 의존도가 커져 있으셨거든요. 비타민C와 오메가3, 밀크시슬 등을 꾸준히 드시고 계셨는데 영양제가 소화불량을 악화시키기도 합니다. 정확히 말하면 영양제 자체가 악영향을 끼치는 것이 아니라 일부 화학부형제가 문제를 일으키죠. 부형제는 영양제의 원료를 알약이나 캡슐 형태로 만들기 위해 첨가하는 재료입니다. 영양제가 깨지거나 손에 묻어나는 것을 방지하는 역할을 하는데요. HPMC, 이산화규소, 스테아린산마그네슘 등 화학부형제는 소량이라도 일단 몸속으로 들어오면 잘 배출되지 않고 소화불량 등 각종 부작용을 유발할 수 있습니다. 부작용이 없다고 하더라도 위의 기능이 저하된 상태에서는 영양제도 몸에 잘 흡수되지 않고요. 위가 정상화된 뒤 영양제를 먹는 것이 효과적입니다.

- 중간 점검

일주일이 지나 다시 내원을 하셨습니다. 첫 진료 때보다 눈에 띄게 얼굴이 편안해 보이셨습니다. 환자분 스스로도 컨디션이 좋아진 것이 느껴진다고 하셨고요. 역류성 식도염 환자들은 증상의 정도가 얼굴에 드러나곤 합니다. 특히 이 환자분처럼 역류나 가슴 쓰림이 심한 경우는 더 그렇죠.

배변이 편해지셨습니다. 2~3일에 한 번 대변을 보셨는데 치료를 시작한 뒤로 매일 화장실에 가셨고 아랫배 통증도 많이 사라졌습니다. 한약의 효과로 장운동이 정상화되기 시작한 것이죠. 목표했던 대로 치료가 잘 진행되고 있으니 조만간 소화력도 좋아질 것으로 보였습니다. 장이 정상적으로 기능을 하면 위의 기능도 좋아지니까요.

아침	먹지 않음
점심	소고기 야채죽
저녁	쌀밥 반 공기, 된장국

식사일기도 같이 점검했습니다. 식단을 보니 무척 제한적인 식사를 하고 계셨습니다. 보통 재발을 하거나 병을 앓아 온 기간이 긴 환자분들이 이런 경우가 많은데요. 증상이 심하다 보니 먹어도 증상이 나타나지 않는 음식들만 먹게 되는 것입니다. 이 환자분도 재발을 한 뒤로 식사량을 줄이고 매우 단조로운 식단을 유지하고 계셨습니다. 복압도 많이 낮아졌고 전반적인 컨디션도 회복하고 있으니 한식 위주의 담백한 식단을 유지하면서 우선 식사량부터 늘려 보기로 했습니다.

식사일기를 보니 아침을 거르는 날이 대부분이었습니다. 공복 상태에서는 위산이 많이 분비됩니다. 속 쓰림과 소화불량이 악화되고 역류가 잦아질 수 있죠. 아침 식사를 할 시간이 부족하다면 오트밀이나 파우치 형태로 제공되는 인스턴트 죽도 좋으니 끼니는 거르지 않기로 했습니다.

» 2단계 치료

소화불량과 배변 문제가 대부분 사라졌습니다. 따라서 역류도 줄었고요. 환자분은 "치료를 받기 전에는 하루에도 여러 번 신물이 올라왔었는데, 벌써 3일째 신물이 올라오지 않고 있어요"라며 기뻐

하셨습니다. 하지만 스트레스를 받거나 회사 업무가 많은 날에는 여전히 가슴은 두근거린다고 하셨습니다. 가슴이 조이는 듯하고 쓰린 증상도 나아지기는 했지만 아직까지는 불편하시고요.

증상의 호전과 악화가 반복되고는 있지만 전반적인 증상은 나아지고 있습니다. 전형적인 회복의 패턴이죠. 2단계에서의 치료 목표는 증상의 최고점을 낮추는 것과 증상이 나타났을 때 다시 정상으로 돌아올 때까지의 간격을 짧게 하는 것입니다. 가령 치료하기 전에는 증상이 가장 심하게 나타날 때의 강도가 10이었다면 2단계에서는 이 최고점을 5, 6 정도로 낮추는 것이죠. 또 치료하기 전에는 증상이 나타났다 사라질 때까지 반나절이 걸렸다면 2~3시간 정도로 줄이고요.

2단계 치료는 1단계와 비슷하게 진행합니다. 증상의 변화에 맞춰 한약을 다시 처방하고 침과 약침, 뜸 치료도 활용합니다. 전반적인 증상의 변화를 살피는 동시에 일상의 변화에 따라 증상이 어떻게 나타나는지를 테스트하고요. 역류성 식도염은 음식과 식습관의 영향을 크게 받죠. 이 환자분은 내원하시기 전부터 식단을 극도로 제한하고 계셨기 때문에 이번 단계부터는 그 전에 문제가 되었던 음식을 하나둘 시도해 보며 몸이 어떻게 반응하는지를 테스트해 보기로 했습니다.

중간 점검

아침	호박죽
점심	쌀밥 2/3공기, 콩나물국, 계란말이
저녁	곰탕

아침	간단한 과일, 두유
점심	함박스테이크, 쌀밥 1/2공기
저녁	먹지 않음
야식	카레 1/2접시

1단계에서 말씀드린 대로 간단하게라도 아침 식사를 잘 하고 계셨습니다. 간혹 늦잠을 자거나 너무 피곤한 날은 회사에 도착해 파우치 형태의 죽이나 오트밀을 드신다고요. 아침을 먹은 날은 속 쓰림이 덜하다고도 하셨습니다. 식사량도 늘리셨습니다. 치료를 시작하기 전에는 밥을 2분의 1공기만 드셨는데 3분의 2공기씩 드셨습니다. 배가 부르게 먹으면 졸리고 속이 더부룩할 때가 있는데, 그럴 때는 10~20분 정도 산책을 하면 편해진다고 하셨습니다. 바람직한 변화였습니다.

아침	토스트, 아메리카노
점심	떡볶이, 튀김, 순대
저녁	치킨, 맥주 한 잔

문제는 내원하시기 전날이었습니다. 증상이 며칠간 나타나지 않았고 그동안 먹지 못한 빵과 커피가 생각나 아침으로 토스트와 아메리카노를 드셨다고 합니다. 그때까지는 신물이 약간 올라오는 느낌만 있었는데 점심에 회사 동료들과 떡볶이와 순대, 튀김을 먹은 뒤로 속이 답답해지기 시작하셨고요. 그러다 저녁에 회식이 있어서 치킨과 맥주를 마신 뒤 토할 것 같은 느낌과 두통에 서둘러 귀가하셨고요. 자려고 누웠지만 신물이 올라와 거의 뜬눈으로 밤을 보내셨다고 하셨습니다.

하루 동안 밀가루빵와 카페인커피, 매운 음식떡볶이, 기름진 음식튀김, 치킨, 술 등 역류성 식도염을 악화시키는 음식을 한꺼번에 드셔서 증상이 급격히 악화된 것이었죠. 내원하셨을 때도 배에 가스가 차 있었고 소화도 잘되지 않고 있었습니다.

만성질환을 진료하다 보면 흔히 있는 일입니다. 치료 효과가 나타나고 컨디션이 어느 정도 회복되면 적지 않은 환자분들이 통증으로 인해 먹지 못했던 음식들을 한꺼번에 드시거든요. 의사 입장에서야 문제가 될 수 있는 음식을 한꺼번에 드시면 회복 정도를 파악하기도 어렵고 치료도 더뎌지니 아쉽지만, 환자 입장에서는 그동안 얼마나 참아 왔을지 짐작이 되어 이해가 됩니다.

환자분은 역류성 식도염이 다시 심해진 것 같다고 걱정하셨지만 그렇지는 않습니다. 정확히 말하면 이날은 역류성 식도염보다는 소화불량 증상이 더 컸고요. 아직은 치료 중이라 음식과 컨디션에 따라 증상이 일시적으로 나빠졌다 나아졌다를 반복하니 식단을 조금 더 조심하자고 말씀드렸습니다. 소화불량 증세는 침과 뜸 치료로 가라앉혔습니다.

» 3단계 치료

소화와 배변 문제는 거의 해결됐습니다. 간혹 불편감이 있지만 환자분 스스로가 음식과 생활을 조절하면서 관리할 수 있을 정도입니다. 신물과 가슴 쓰림도 거의 나타나지 않고요. 다만 피로가 쌓이거나 스트레스를 받으면 가슴이 두근거리는 증상은 남아 있어 자율신경계를 조금 더 안정화시키기로 했습니다.

특히 예민하신 분들이 이런 경우가 많습니다. 예민하기 때문에 일상에서 벌어지는 작은 일 하나에도 스트레스를 받으시죠. 스트레스를 받으면 소화력도 떨어지니 만성 소화불량에 시달리는 경우가 많고요. 몸의 변화나 자극에도 민감해 작은 통증도 잘 느낍니다. 이 환자분도 스트레스를 쉽게 받으시고 작은 자극에도 민감하셨습니다. 커피를 마시면 카페인 성분에 의해 일시적으로 심장박동이 빨라질 수 있습니다. 술도 마찬가지고요. 하지만 모든 사람이 커피나 술을 마시고 심장박동이 빨라지는 것을 느끼지는 않습니다. 카페인에 반응하는 교감신경의 민감도가 다르기 때문이죠. 환자분처럼 민감한 경우에는 자율신경계의 안정화가 특히 중요합니다. 자율신경계가 불안정하면 스트레스 저항력이 떨어지니까요. 3단계에서는 자율신경계를 안정화시키는 방향으로 한약 처방을 바꾸고. 하루 30분 정도 운동과 명상을 권유했습니다.

- 중간 점검

커피와 술을 조금씩 시도했습니다. 커피는 하루에 반 잔을 마셔 보고 가슴이 두근거리지 않으면 1잔을 마시기로 했습니다. 오후에 커피를 마시면 잠이 잘 오지 않는다고 하셔서 오전, 공복에 커피를 마시면 위산 분비를 촉진할 수 있어서 식후에 마시는 것을 추천했습니다. 술도 가급적 적게 마시는 것이 좋죠. 우선 맥주 한 캔을 마셔 보고 조금씩 횟수와 양을 늘리기로 했습니다. 불편감이 없으셨고 심장이 두근거릴 때면 가슴이 답답하던 증상도 사라지셨습니다. 한약 복용도 끝내고 지켜보기로 했습니다.

아침	바나나
점심	물냉면
저녁	김밥
야식	맥주 한 캔, 오징어, 마른안주

아침	누룽지
점심	쌀밥 한 공기, 북엇국, 아메리카노, 케이크 반 조각
저녁	갈비찜, 현미밥 1/2공기

» **4단계 치료**

오래 앓아 온 병이 치료될 때 환자분들은 홀가분하고 기쁘다고 말씀하십니다. 동시에 불안하다고도 하십니다. 다시 증상이 나타날

까 봐 걱정이 되는 것이죠. 이 환자분은 재발이었던 터라 더 불안해하셨습니다. 안심시켜 드리기 위해 조절해서 드셔야 할 음식과 생활습관을 다시 한번 말씀드리며 증상이 나타날 때 드실 수 있도록 상비약을 처방해 드렸습니다. 사실상 치료는 끝났습니다.

한 달 뒤 점검차 내원을 하셨을 때도 잘 지내고 계셨습니다. 컨디션이 좋지 않을 때는 식습관일기를 쓰며 조절하고 계셨고, 커피는 하루 1잔, 술은 일주일에 한 번으로 제한하며 지키고 계시더군요. 태생적으로 소화기가 약한데 밀가루와 기름진 음식을 좋아하는 분이라 염려했는데 소화가 잘되지 않는 음식은 점심에 먹고 가볍게 산책을 하신다더군요. 식습관까지 건강하게 자리 잡은 것 같아 저 역시 걱정을 털어 내고 마지막 진료를 마쳤습니다.

▤ "신물이 올라와 밤에 잠을 잘 수 없네요"
▤ (야근과 회식이 잦은 45세 남성)

» 첫 진료

40대 중반의 남성 환자분이 아내분과 함께 내원하셨습니다. 어떻게 오시게 됐냐고 여쭤보니 "저는 괜찮은데 아내가 괜한 노파심에…"라고 하시더군요. 아내분이 건강검진 결과지를 꺼내셨습니다.

'출혈성 위염, 만성위축성 위염, 장상피화생, 십이지장궤양, 식도염, 간 수치 이상…'

소화기와 관련된 대부분의 질환이 적혀 있었습니다. 간 수치에도 이상이 있으셨고요. 과체중에 복부 비만이 있는 것으로 보니 환자분의 일상이 어느 정도 짐작됐습니다.

40대는 사회생활에 가장 바쁜 시기입니다. 야근과 회식을 거의 매일 하시죠. 그러다 보니 안타깝게도 큰 이상이 느껴지지 않는 한 건강에 무신경한 경우가 대부분입니다. 하루가 바쁜데 건강까지 신경쓸 여유가 없다는 것입니다. 보통 이런 경우 "어디가 불편하세요?"라고 물으면 '딱히 없다'고 말씀을 하십니다. 아주 구체적으로 꼬치꼬치 물어야 '그것도 좀 불편하고'라며 하나씩 이야기를 하시죠.

이 환자분의 경우 아내분이 먼저 답하셨습니다. 하루에도 여러 번 설사를 하는데 특히 음식을 먹으면 바로 화장실에 가신다고요. 트림도 잦고 밤에도 수시로 깬다고 하셨습니다. 술에 취해 밤늦게 집에 오는 날이 많고 주말에는 아무리 깨워도 일어나지 못하고 계셨습니다. 여러 가지 부분이 염려되는 상황이었습니다.

환자분께 '어느 부분이 가장 불편하시냐'고 물었더니 그제야 '밤마다 신물이 올라오고 속이 더부룩해서 잠을 잘 수 없다'고 하셨습니다. '속이 쓰리거나 아프진 않냐'고 물었더니 '하도 오래전부터 그래서 그러려니 한다'라고 하셨습니다.

» 원인 파악

건강검진 결과가 있으니 다른 검사는 하지 않았습니다. 그보다 식습관을 파악하고 환자 스스로 문제로 인식하게 하는 것이 더 중요했습니다. 보통 여성 환자분들이 스트레스에 민감해 역류성 식도염이 생기는 경우가 많다면 남성 환자분들은 야식과 과식, 과음과 흡연 등 잘못된 식습관이 문제시되는 경우가 많습니다. 환자분의 경우 잦은 음주가 가장 큰 문제였습니다.

직장인들은 건강한 식습관을 유지하는 것이 어렵습니다. 적어도 하루에 한 끼는 외식을 하는데, 외식 메뉴는 아무래도 자극적이고 기름진 경우가 많죠. 단체 생활이다 보니 내 마음대로 메뉴를 고를 수도 없고요. 환자분도 같은 상황이었습니다. 야근이 잦아서 점심과 저녁을 회사에서 드셨습니다. 야근 후에는 회식으로 이어졌고요. 회식에서는 주로 고기와 소주, 치킨과 맥주 등을 드셨습니다. 아무리 건강한 체질이라도 건강하지 못한 식단이 누적되면 위와 식도에 문제가 생길 수밖에 없습니다.

잦은 음주로 인해 장에도 문제가 있었습니다. 하루에도 여러 번 설사가 이어졌습니다. 술을 마시면 장의 수분 흡수 능력이 떨어집니다. 술이 장을 자극해 장운동도 빨라지고요. 수분이 잘 흡수되지 않은 상태에서 장운동이 빨라지니 수시로 설사를 하게 되죠. 일단 음주습관을 바로잡고, 음주와 잘못된 식습관으로 인해 기능이 저하된 위와 장을 정상화시키기로 했습니다.

» 1단계 치료

음주를 일주일에 두 번으로 제한했습니다. 회식이라 피하기가 어렵다고 하셨지만, 이대로라면 역류 증상은 더 악화될 것이며 수면 장애도 심해지고 낮 시간 업무에도 지장을 줄 수밖에 없다고 하니 수긍하시며 음주 횟수를 줄이는 데 동의하셨습니다. 지금 단계에서는 식습관보다는 음주습관을 바로잡는 것이 우선순위였기 때문에 식사일기가 아닌 음주와 배변일기를 쓰기로 했습니다.

바쁜 일과를 감안해 침과 뜸 등 보조적인 치료는 최소화하고 한약 복용에 집중했습니다. 보통 역류성 식도염 환자분들은 일주일에 한 번씩 내원하시는데 이 환자분은 한 달에 한 번만 내원을 하시고 주기적으로 온라인 상담을 하기로 했습니다. 한약은 장내 환경을 개선하고 간의 기능을 회복하는 방향으로 처방했습니다.

- 중간 점검

한약을 드시기 시작하고 일주일 뒤, 전화로 상담을 했습니다. 음주는 2회, 야식도 2회로 줄이셨더군요. 점심도 일주일에 절반은 구내식당을 이용하신다고 했습니다. 아직까지는 하루에 두 번, 다소 묽은 변을 보지만 예전보다 가스가 덜 찬다고 하셨습니다.

음주	화요일(맥주 500cc 4잔), 금요일 (소주 반병)
배변	하루 두 번, 묽은 변

소화가 어렵고 장내 수분 흡수가 잘되지 않으면 장의 불편감이 큽니다. 장에 가스가 가득하면 변이 다 차지도 않았는데 '배변 신호'가 와 자꾸 화장실에 가게 됩니다. 막상 화장실에 가도 변은 나오지 않고요. 한약을 드신 뒤 가스가 덜 차고, 배변 횟수가 줄어든 것을 보니 치료가 잘 진행되고 있었습니다. 가스가 덜 차면 복압도 낮아집니다. 술과 야식을 줄인 덕분에 역류도 덜하다고 하셨습니다.

» **2단계 치료**

증상이 나아지자 환자분이 적극적으로 치료에 참여하셨습니다.
점심과 저녁 도시락을 싸서 출근하시겠다고 하더군요. 아직까지는
자다가 깨긴 하지만 깨는 횟수가 줄어 아침에 일어나기가 수월하다
고 하셨습니다. 이참에 식단일기를 쓰기로 했습니다.

한약은 장내 환경을 개선하며 위의 염증을 가라앉히고 위 점막
을 재생하는 처방으로 바꿨습니다.

- 중간 점검

아침	계란, 시리얼, 프로틴바
점심	쌀밥, 불고기, 시금치나물, 멸치볶음
저녁	현미밥, 육전, 무말랭이, 전복장
음주	소주 3/4병
배변	하루 2회. 정상형태

아침에 일어나기가 수월해지니 식사를 할 여유가 생기셨습니다.
단백질이나 샐러드 위주의 식사를 하고 계셨고요. 점심과 저녁은
밥과 반찬 위주의 담백한 도시락으로 드셨습니다. 음주도 일주일에
두 번 제한을 잘 지켜 주셨고요. 하루 두 번이지만 아침과 저녁, 규
칙적으로 배변을 하고 계셨습니다. 술을 마신 다음 날은 풀어진 변
을 보지만 대부분은 정상적인 변이고요. 가스도 거의 차지 않고 역
류 증상도 절반 이하로 줄었습니다. 자다가 깨긴 하는데, 신물이 올

라와서 깨는 것은 아니라 금방 다시 잠든다고 하셨습니다. 수면장애가 있었던 터라 습관이 된 것일 수 있으니 지켜보기로 했습니다.

» 3단계 치료

다이어트보다 '유지어트'가 더 어렵다고 하죠. 식습관을 교정하는 것도 그렇습니다. 병이 낫게 하기 위해 반짝 건강한 식습관을 가지는 것은 어렵지 않습니다. 병이 나은 뒤 건강한 식습관을 유지하는 것이 어렵죠. 직장생활을 하는 경우 건강한 식습관을 유지하는 것은 더 어렵습니다. '한잔만 하고 가자'는 선후배를 거절하는 것도, 도시락을 싸서 출퇴근하는 것도 쉬운 일이 아닙니다. 그래서 환자분이 직장인이라면 3단계에 더 신경을 씁니다.

진료마다 한약의 효과를 체크했지만 환자분께는 자세히 설명하지 않았습니다. 오히려 술을 줄이고 식습관을 교정한 효과를 자세히 말씀드렸죠. 술을 줄여서 생긴 애로사항은 없는지, 식습관을 교정해 힘든 점은 없는지 자세히 묻고 격려를 했습니다. 건강한 식습관을 잘 유지하시길 바라면서요.

- 중간 점검

소화도 잘되고 배변도 하루에 한 번, 정상 변을 보십니다. 속 쓰림과 역류 증상도 거의 나타나지 않으며 수면장애도 사라졌습니다. 음주와 식습관도 잘 조절하고 계신데 문제는 연말이었습니다. 송년회와 신년회, 각종 모임이 많은 시기죠. 일 년을 두고 보면 연말에 역류성 식도염 환자가 많은 이유입니다.

환자분도 하루걸러 하루 술자리가 있었다고 하셨습니다. 설사도 역류 증상이 다시 나타나 내원하셨죠. 술은 역류성 식도염에 즉각적으로 영향을 줍니다. 술자리가 잦으면 영향을 줄 수밖에 없죠. 그렇다고 술자리를 제한하기도 어려운 연말이니 '음주 횟수'보다 '음주량'을 제한하기로 했습니다. 증상이 심할 때는 내원을 하셔서 침과 뜸 치료를 받기로 했습니다.

» 4단계 치료

배변도 원활하고 속 쓰림이나 역류도 거의 없습니다. 잠도 잘 주무시고요. 연말이나 프로젝트 등 술자리가 많은 시기를 제외하고는 컨디션도 잘 유지됩니다. 치료를 끝내도 무리가 없는 상황이라 한약 복용은 중단했습니다.

보통 4단계에서는 점검을 하거나 증상이 나타날 때 내원하셔서 보조적인 치료를 하는데 이 환자분과는 주기적으로 온라인 상담을 했습니다. 아무래도 상황적인 이유로 음주와 식습관이 흔들릴 때가 있어 염려가 됐거든요. 상담을 하며 환자분의 의지가 잘 유지되도록 도왔습니다.

마지막 진료는 아내분과 함께 오시게 했습니다. 두 분께 신경 써야 할 부분, 피해야 하는 음식 등을 다시 한번 말씀드렸죠. 식사나 생활습관은 함께 사는 가족과 떼려야 뗄 수 없으니까요. 가족의 도움과 지지도 치료의 중요한 부분입니다. 가족들이 환자를 돕고, 환자는 그런 가족들에게 고마움을 표현할 때 치료도 더 잘되는 것 같습니다. 가족 간의 사랑이 커지는 것은 물론이고요.

⦙ "갑자기 자주 토하고 속이 쓰려요"
⦙ (과로 후 역류성 식도염이 악화된 35세 남성)

》 첫 진료

한눈에 봐도 저체중인 30대 중반 남성분이셨습니다. 하루 종일 속이 쓰리고 메스꺼움이 심한데 얼마 전부터는 밤에 구토를 하는 날이 많다고 하셨습니다. 속이 쓰려서 잘 드시지도 못하는데 구토까지 하니 체중은 눈에 띄게 줄고 있었고요. 환자분 역시 증상도 증상이지만 체중이 가장 걱정된다고 하셨습니다. 동네 내과에 가 봤지만 이상이 없으니 대형병원에 가 보라고 해 대형병원에도 다녀오셨습니다. 내시경 검사, 복부 CT 검사를 했지만 마찬가지로 별다른 이상은 없었습니다.

환자분은 최근에 갑자기 체중이 빠지기 시작했다고 하셨지만, 정확히 말하면 최근 들어 체중이 빠질 정도로 심각해진 것이지 문제는 오래전부터 누적된 결과입니다. 실제로 속이 쓰릴 때마다 제산제를 드셔 왔는데 어느 날부터는 제산제를 먹어도 크게 효과가 없었다고 하셨고요. 메스꺼움도 일시적으로 나타날 수 있는 증상이지만 환자분처럼 지속되는 경우는 위장 문제가 장기화되어 위장 벽이 얇아지고 위장의 기능이 위축되었을 때 나타납니다. 즉 위의 기능이 서서히 저하되며 역류성 식도염 증상이 나타나고 있는 상황에서 특정한 자극에 의해 급격히 악화된 케이스였습니다.

환자분의 경우 증상이 악화된 시점에 구토도 시작하셨다고 했습니다. 구토는 자율신경계와 연결되어 나타납니다. 당시에 스트레스를 심하게 받는 일이 있으셨냐고 여쭤보니 부서가 바뀌며 새로운 업무에 적응하느라 스트레스를 받았고, 업무양도 많아 매일 식사를 거르고 야근을 했다고 하셨습니다.

» 원인 파악

스트레스 정도를 파악하기 위해 HRV 검사를 했습니다. 예상대로 교감신경과 부교감신경의 균형이 무너져 있었고 스트레스 지수와 피로 지수는 높고 스트레스 저항력은 낮았습니다. 건강 지수도 많이 낮았죠.

환자분은 체중이 계속 줄어드니 주변에서 어디 아픈 것은 아니냐는 질문을 자주 받아 스트레스라고 하셨습니다. 다시 원래 체중으로 돌아가고 싶다고 하셨죠. 여성 환자분들은 체중이 많이 나갈 때 스트레스를 받는 경우가 많은 반면 남성 환자분들은 체중이 적게 나갈 때 스트레스를 호소하는 경우가 많습니다. 환자분처럼 체중을 늘리고 싶어 내원하시는 경우가 상당하죠.

체중은 단지 보이는 것만의 문제가 아닙니다. 저체중인 경우 실제로 체력이 저하되고 다른 질병에 취약해진다는 점이 더 큰 문제입니다. 환자분은 실제로 만성 피로를 호소하셨습니다.

속 쓰림과 구토로 인해 영양 섭취가 제대로 되지 않아 체중이 줄어든 것이니 위의 기능부터 정상화하기로 했습니다. 증상이 나아지면 체중도 자연스럽게 증가할 테니 걱정하지 마시라고 말씀드렸습니다.

» 1단계 치료

환자분은 식단보다 식사 패턴에 문제가 컸습니다. 통근 시간이 길어서 오전 7시면 집에서 나서다 보니 아침 식사를 거르고, 업무가 바빠 점심 식사를 못 챙기는 날이 많다고 하시더군요. 입맛도 없으시고 음식을 먹으면 속 쓰림이 심해져 업무에 지장이 있다 보니 일부로 드시지 않기도 했습니다. 대신 퇴근을 하고 저녁 식사를 든든히 드신다고 하셨는데요. 보통 오후 8시 전후로 유튜브를 보며 저녁을 드시고, 이틀에 한 번은 맥주를 곁들이고 계셨습니다.

환자분께는 저녁 식사 자체가 '컴포트 푸드Comfort food'로 보였습니다. 컴포트 푸드는 기쁨이나 안정을 주거나 슬프거나 아플 때 찾게 되는 음식을 뜻합니다. 스트레스를 받을 때 떡볶이를 찾는다면 떡볶이가, 짜증 날 때 초콜릿을 먹는다면 초콜릿이 컴포트 푸드인 것이죠. 환자분은 업무가 힘들거나 스트레스를 받을 때 '퇴근하면 영화 한 편 보면서 마음 편히 저녁을 먹어야지'라고 생각하며 위안을 삼는다고 하셨습니다.

상황은 충분히 이해가 되지만 건강에는 좋지 않은 습관입니다. 우선 저녁을 먹는 시간 자체가 늦어 야식과 다를 바 없었고요. 유튜브를 보며 식사를 하면 식사 시간이 길어지고, 얼마나 먹었는지 가늠하기가 어려워 더 많이 먹게 됩니다. 또 식사에 '하루 종일 수고한 나에게 주는 선물'이라는 의미가 더해지면 보상심리가 작용해 더 많이 먹게 되기도 하고요. 즉 늦은 시간에 과식을 하게 됩니다. 그 상태로 잠자리에 들면 소화도 잘되지 않고 역류도 잘됩니다.

환자분께 설명을 드리고 식사 패턴부터 교정하기로 했습니다. 간단하게라도 아침, 점심, 저녁을 챙겨서 드시고 식단과 식사 시간을 기록해 오시기로 했습니다. 또 스트레스를 저녁 식사로 푸는 것은 증상을 악화시킬 수 있으니 다른 해소법을 찾는 것이 좋겠다고 말씀드렸습니다.

1단계에서는 끼니는 거르지 않되 식사량을 늘리지는 않기로 했습니다. 소화기능이 떨어진 상태에서는 억지로 음식을 먹으면 소화가 되지 않고, 소화기능이 더 떨어질 수 있거든요. 환자분은 제산제를 오래 복용해 오셨는데요. 치료를 시작하며 그만 드시기로 했습니다. 제산제는 위산을 억제해 당장의 증상 완화에는 도움을 주지만 복용이 장기화되면 위산 분비가 감소하며 소화기능 자체를 저하시킬 수 있으니까요. 실제로 환자분은 메스꺼운 증상이 점점 심해진다고 하셨습니다. 제산제를 장기 복용하며 생긴 부작용으로 볼 수 있죠.

한약은 위의 기능을 정상화시키고 자율신경계의 균형을 회복하는 데 중점을 두고 처방했습니다. 침과 뜸 치료도 병행했습니다. 육체적인 피로가 누적된 상태였기 때문에 체력을 보충해 주는 약침도 썼습니다.

- 중간 점검

아침	오전 6시 반/누룽지
점심	오후 1시/김밥
저녁	오후 8시/찜닭

아침	오전 8시 반/단백질바, 두유
점심	오전 12시/설렁탕
저녁	오후 8시/치킨, 맥주

　간단하게라도 식사를 잘 해 주셨습니다. 식단을 같이 살펴봤습니다. 저녁을 늦은 시간에 드시다 보니 퇴근길에 픽업을 하거나 배달을 시켜서 드셨는데요. 주로 치킨, 족발 등 기름진 음식이 많았습니다. 식사량도 여전히 저녁에 몰려 있었고요. 점심과 저녁 사이에 시간 간격이 있다 보니 허기가 져서 배가 잔뜩 부를 때까지 드신다고 하셨습니다. 저녁 식사량을 줄이기 위해 점심과 저녁 사이에 에너지바나 말린 과일칩 등 간단한 간식을 드시거나 퇴근을 하기 전 바나나를 드시는 것을 권했습니다. 특히 바나나는 포만감이 높고 긴장을 이완하는 효과도 있거든요. 소화도 잘되는 과일이라 환자분께 알맞은 음식이었죠. 환자분도 어렵지 않으니 시도하시겠다고 하셨습니다. 배가 고플수록 고열량 음식을 찾게 됩니다. 간식을 드시고 저녁은 담백한 식사를 하시기로 했습니다.

　속 쓰림과 메스꺼운 증상은 많이 사라졌다고 하셨습니다. 치료를 하기 전에는 일주일에 두세 번 구토를 하셨는데 치료를 하고는 일주일에 한 번 정도 하신다고요. 아직까지는 구역감과 신물 때문에 밤에 자다 깨긴 하지만 횟수도 줄었습니다. 전반적인 컨디션도 좋아져 활기가 생겼다고요. 위의 기능이 잘 회복되며 효과가 나타나고 있었습니다.

» 2단계 치료

한약 처방은 위의 점막과 소화력을 강화하고 자율신경계를 안정화시키는 방향을 유지했습니다. 이제 식사 패턴은 자리 잡았으니 2단계에서는 저녁 식단을 집중적으로 관리하기로 했습니다.

환자분의 경우 저녁 식사습관에 문제가 많았습니다. 식습관을 바로잡으면 자연스럽게 개선되는 부분들이 있을 것으로 판단했습니다. 우선 기름진 음식과 술을 줄이기로 했습니다. 식사일기를 쓰면서 환자분도 돈가스나 족발 등 기름진 음식을 먹거나 술을 곁들이시면 역류 증상도 심하고 자다 깨서 구토를 하는 날이 많다는 것을 알게 되셨습니다. 그래서 2단계에서는 '반찬이 있는 저녁'을 드시기로 했죠. 반찬이 있는 메뉴를 고르려면 자연스럽게 패스트푸드나 양식보다는 한식을 고르게 되니까요.

- 중간 점검

아침	닭가슴살 샐러드
점심	갈비탕
간식	에너지바, 두유
저녁	쌀밥, 된장찌개, 아몬드 멸치볶음, 콩나물무침, 김

아침	시리얼
점심	BLT샌드위치, 수박주스
간식	바나나
저녁	쌀밥, 육개장

　유독 식단 관리에 어려움을 호소하는 환자들이 있습니다. 혼자 살며 직장생활을 하는 분들이 그렇습니다. 직장생활이 바쁠수록 더 그렇죠. 이 환자분도 가급적 '반찬이 있는 저녁'을 드시겠다고 다짐은 하셨지만 얼마나 지키실 수 있을지는 의문이었습니다.

　환자분도 비슷한 말씀을 하셨습니다. 요리를 잘하지도 못하고, 요리를 할 시간도 없으니 막막하셨답니다. 직장 동료들에게 이야기를 했더니 한 후배가 정기 배달 서비스를 이용해 보라고 조언을 했고, 찾아보니 집밥처럼 구성해 배달해 주는 업체들이 많아 주문을 하셨답니다. 아침은 샐러드나 간편식, 저녁도 무겁지 않은 한식 패키지를 골랐더니 메뉴를 고르는 스트레스도 덜하다고 만족해하셨습니다.

　얼마 전부터는 아침에 식욕도 생기셨답니다. 아무래도 저녁을 담백하게 드시니 아침에 배가 고프기도 하실 거고요. 위의 소화력이 회복된 덕분이기도 합니다. 소화력이 떨어지면 식욕도 떨어지거든요. 그만큼 치료가 잘 진행되고 있다는 신호였죠. 신물이 올라와 자다가 깨는 일도 거의 사라졌습니다. 메스꺼울 때는 있지만 스트레스를 강하게 받은 날을 제외하면 구토도 없으셨습니다. 체중도 2kg 늘었습니다. 체성분분석 검사를 해 보니 체지방은 줄고 근육량이 늘었습니다. 몸이 회복되며 체중이 증가하기 시작했습니다.

» 3단계 치료

　역류성 식도염 증상은 거의 사라졌습니다. 한약 처방은 기혈을 보충하고 스트레스 저항력을 키우는 방향으로 바꿨습니다. 영양 불균형 상태를 보다 정밀하게 파악하기 위해 유기산 검사도 실시했습니다. 유기산 검사에서는 지방, 탄수화물, 단백질 등 3대 영양소가 우리 몸에 잘 흡수되고 있는지, 각종 비타민이 잘 흡수되고 잘 활용되고 있는지 등을 파악할 수 있습니다.

환자분의 경우 영양 섭취가 장기간 좋지 않으셨고 직장생활도 바쁘셨기 때문에 비타민B12를 비롯한 비타민B군이 전반적으로 결핍되어 있으셨습니다. 인스턴트 음식을 주로 드시다 보니 엽산도 부족했고요.

한꺼번에 다량의 영양제를 복용하면 위에 부담이 생길 수 있습니다. 환자분은 아직 위가 완전히 회복되지 않았으니 비타민B군 영양제부터 드시기로 했습니다. 비타민B는 면역력을 높여 주는 대표 영양소로, 피로 회복과 에너지 생성에 도움을 줍니다. 비타민B가 부족하면 면역력 저하와 피로를 유발할 수 있어 우선적으로 보충을 한 것입니다.

» 4단계 치료

구토와 메스꺼움도 사라졌습니다. 역류로 인해 자다 깨는 일도 없고요. 아침은 간단히 드시지만 점심과 저녁 식사량이 비슷해졌고요. 체중도 꾸준히 늘고 있어 치료를 종료하기로 했습니다.

환자분께는 체중에 신경 써 달라고 했습니다. 스트레스를 받으면 잘 드시지 못하는 분이셨거든요. 식습관이 흐트러지기 시작하면 위의 문제가 다시 생기고, 누적되면 역류성 식도염도 재발할 수 있습니다. 체중을 바로미터 삼아 생활 관리를 하시면 무리 없이 잘 지내실 것입니다.

▦ "가슴이 답답하고 숨이 막히는 것 같아요"
▦ (비전형적인 증상으로 2년째 고통받고 있는 22세 여성)

» **첫 진료**

역류성 식도염의 전형적인 증상은 가슴 쓰림과 역류입니다. 하지만 앞서 말씀드렸다시피 우리나라의 경우 전형적인 증상보다 비전형적인 증상을 호소하는 환자들이 더 많습니다.

전형적인 증상이 나타날 때는 진단과 치료 반응이 빠른 편이지만 비전형적인 증상을 호소하는 경우에는 더 신중하게 진단하게 됩니다. 아무래도 같은 증상이 나타나는 다른 질환과 감별을 해야하니까요. 비전형적인 증상의 경우 환자분들이 병원에도 늦게 오십니다. 역류성 식도염이라고 생각하지 못하고 여러 병원을 전전하다 오시기 때문이죠. 증상이 지속된 시간이 긴 만큼 치료 기간도 길어집니다. 가슴이 답답하고 숨쉬기가 어렵다며 내원하신 20대 초반 여성 환자분이 이런 케이스였습니다.

역류성 식도염 환자분들은 대부분 증상 때문에 불편하고 고통스럽다고 말씀하십니다. 반면 가슴 답답과 호흡곤란을 호소하시는 환자분들은 괴로운 것은 둘째치고 불안하다고 하시죠. 당연합니다. 가슴이 답답한데 숨까지 잘 쉬어지지 않으면 누구라도 '이러다 갑자

148 •

기 숨이 멈춰 잘못되는 것 아닐까'라는 걱정이 되니까요. 의사 입장에서도 가슴 쪽 증상은 심장에서 비롯된 것인지부터 감별합니다.

환자분은 이미 대학병원에서 엑스레이와 심전도, 심초음파 등 검사를 받으셨고 별다른 이상이 없으셨다고 했습니다. 가슴이 답답한 증상이 주로 언제 나타나느냐고 물었습니다. 주로 식후에 나타나고 가끔은 등까지 통증이 이어진다고 했습니다. 목 이물감도 있으셨습니다. 진료를 하는 동안에도 헛기침을 자주 하셨습니다.

역류성 식도염이 강하게 의심된다고 했더니 2년 전에도 역류성 식도염 진단을 받고 치료를 받은 적이 있다고 하더군요. 당시에는 역류와 가슴이 답답한 증상만 있었고 호흡곤란이나 목 이물감은 없었다고 했습니다.

» 원인 파악

역류성 식도염은 나이가 많아질수록 유병률이 높아집니다. 아무래도 노화가 진행되며 하부식도조임근의 기능도 저하되기 때문입니다. 그런데 최근에는 20, 30대 사이에서 역류성 식도염의 발병이 크게 늘어나고 있습니다. 환자 수는 고연령대에 비하면 적지만, 증가율은 가파르죠. 전문가들은 과도한 스트레스와 불규칙한 식생활을 원인으로 지목합니다. 배달음식 업체들이 많아지며 손쉽게 야식을 즐길 수 있는 문화도 한몫하고요.

환자분도 마찬가지였습니다. 대학에 입학하며 자취를 시작했는데 워낙 밀가루 음식을 좋아하다 보니 하루 세끼를 면이나 빵으로 먹는 날이 많았다고 합니다. 소화가 안 될 때가 잦아 일주일에 한

두 번은 소화제를 복용했고요. 그 시기에 역류성 식도염이 처음 발병했었다고 합니다. 치료를 받으며 증상이 사라졌다가 얼마 지나지 않아 다시 나타났고, 이후로는 나아졌다 나빠졌다가 반복되는 상황이었습니다. 6개월 전 취업 준비를 시작했고, 그즈음 호흡곤란 증상이 나타나며 목 이물감도 심해졌다고 했습니다.

역류성 식도염이 재발을 하며 만성화된 것으로 보였습니다. 취업 준비로 인한 스트레스로 인해 급격히 악화되었고요. 스트레스 정도를 파악하기 위해 HRV 검사를 실시했습니다. 예상했던 대로 스트레스 지수가 매우 나쁨 상태였고 평균 심박동수도 정상64~75에 비해 높았습니다. 자율신경계도 불균형했고요. 환자분은 식욕이 매우 강했습니다. 보통 끼니에 2분의 1인분을 드시는데, 좋아하는 음식을 먹을 때는 1인분이 넘게 드신다고요. '소화제를 먹더라도 생각나는 음식은 먹는다'라고 하실 정도였습니다. 가장 좋아하는 음식으로는 빵, 샌드위치, 스파게티, 떡볶이, 라면, 돈가스, 마라탕을 꼽으셨죠. 특히 스트레스는 매운 음식으로 푼다고 하셨습니다.

» 1단계 치료

역류성 식도염이 재발한 상태였고, 비전형적 증상이 나타나고 있어서 치료 기간을 6개월로 잡았습니다. 치료 기간이 길어지는 경우 환자분의 의지가 중요합니다. 중간에 포기하면 그동안의 노력이 허사로 돌아갈 수 있으니까요. 건강한 몸도 취업 준비 중 하나라고 말씀드리니 환자분도 흔쾌히 동의하시며 치료를 적극적으로 받겠다고 하셨습니다.

환자분은 스트레스가 높은 상황에서 호흡곤란 증세까지 겹치다 보니 불안도가 높았습니다. 우선 한약은 자율신경계를 안정시키고 스트레스 저항력을 높이는 방향으로 처방했습니다. 호흡곤란 증상이 나아지려면 교감신경을 안정시켜야 하거든요. 교감신경이 과흥분하면 기관지는 확장되는 데 반해 흉곽은 오그라들어 숨쉬기가 힘들어집니다. 숨을 얕고 가쁘게 몰아쉬고 가슴이 답답해질 수 있죠. 일주일에 한 번씩 위와 장, 가슴과 등 근육을 이완시키는 침과 뜸 치료도 병행했습니다. 가슴을 펴는 스트레칭도 알려 드려 수시로 하기로 했고요.

- 중간 점검

환자분께는 기본적인 식사일기에 더해 어떤 증상이 언제, 어느 정도의 강도로 나타나는지와 수면 패턴을 적어 달라고 했습니다. 대학생이다 보니 수업에 따라 일어나는 시간이 들쭉날쭉했거든요. 수면 패턴이 불규칙하면 생체리듬이 깨져 소화불량, 우울, 무기력으로 이어질 수 있습니다.

식습관일기는 지금 당장 식단이나 수면 패턴을 고치기 위한 것이 아니라 하루 일과에 따라 컨디션이 어떻게 달라지는지 파악하기 위해 적는 것이라고 거듭 말씀드렸습니다. 식습관일기가 또 다른 스트레스가 되면 역효과가 날 수 있으니까요.

아침	삼각김밥
점심	마라탕, 아이스 라떼
저녁	타코, 나초
증상	점심 식사 30분 뒤부터 숨쉬기 힘듦. 저녁 먹기 전까지 통증 이어짐.
취침 시간	새벽 1시
기상 시간	아침 8시

아침	거름
점심	비빔밥
저녁	스파게티, 마늘빵
증상	자정을 전후로 명치가 답답해져 영화 보다 늦게 잠.
취침 시간	새벽 3시
기상 시간	아침 11시

가슴이 답답하고 숨이 잘 쉬어지지 않는 증상은 식후, 특히 점심 후에 자주 나타났습니다. 길게는 반나절, 짧게는 1~2시간 지속되었고요. 식단을 보니 점심에 주로 밀가루나 매운 음식을 드셨습니다. 얼마나 드시냐고 했더니 친구들과 같이 먹어서 정확한 양은 모르겠지만 배가 불러서 더 이상 먹기 힘들 때까지 먹는다고 했습니다. 아마 1인분 이상은 먹는 것 같다고요. 소화가 잘 안되고 증상이 나타나니 저녁은 덜 드시고요. 식단을 같이 살펴보니 환자분께

서 물으시더군요. "많이 먹으면 호흡곤란이 나타나나요? 아니면 자극적인 음식 때문인가요?" 두 가지 모두 가능성이 있으니 조절하며 알아보자고 했습니다.

식사일기를 쓰기 시작했을 때보다는 가슴 답답함이나 호흡곤란이 나타나는 빈도나 강도가 약해졌습니다. HRV 검사를 다시 한 결과 스트레스 지수가 '매우 나쁨'에서 '나쁨'으로 낮아졌습니다.

» 2단계 치료

한약은 기존 처방을 유지하며 소화력을 회복하는 약재를 추가했습니다. 침과 뜸 치료도 유지했습니다.

밀가루와 매운 음식을 제한했습니다. 환자분은 '좋아하는 음식을 먹지 못한다고 생각하니 벌써 우울하다'고 하셨습니다. 그보다는 '나를 편안하게 하는 음식을 먹는다'라고 생각해 보자는 말씀을 드렸습니다.

지금 당장 문제가 되는 음식을 제한하는 것은 사실 그렇게 어렵지는 않습니다. 환자분은 '눈 딱 감고 일주일만 참자'라고 굳게 다짐하면 되고, 의사인 저도 "이 음식은 무조건 일주일은 드시면 안 됩니다. 드시면 합병증이 생기는 등 문제가 심각해질 수 있습니다"라는 식으로 강하게 말씀드리면 됩니다. 문제는 참고 억지로 제한하는 것은 일시적일 뿐, 근본적인 변화로는 이어지지 않는다는 점입니다. 한약으로 근본적인 원인을 제거해 재발을 방지하는 것처럼 식습관 역시 근본적으로 변화를 해야죠. 단순하게 '이 음식은 건강에 좋지 않아'라는 지식 수준을 넘어 음식에 대한 건강한 태도, 식사에 대한 건강한 생각을 자리 잡게 촉진하는 것도 치료의 중요한 부분입니다.

- 중간 점검

아침	바나나, 시리얼
점심	불고기백반
저녁	치즈돈가스, 떡볶이
증상	저녁 식사 후 명치가 답답. 산책하고 나아짐.
취침 시간	새벽 2시
기상 시간	아침 8시
아침	양송이스프
점심	라면, 김밥 반 줄
저녁	현미밥, 미역국, 김치
증상	점심 식사 후 30분 정도 숨쉬기 힘듦.
취침 시간	새벽 1시
기상 시간	아침 11시

메뉴와 식사량을 번갈아 가며 제한했습니다. 밀가루보다는 기름진 음식, 기름진 음식보다는 매운 음식을 먹을 때 증상이 더 심해졌습니다. 음식과 별개로 스트레스를 받으면 숨을 쉬기 힘든데 그

럴 때마다 매운 음식까지 먹었으니, 증상이 악화된 이유가 보이더 랍니다. 그래서 최소한 스트레스를 받은 날은 매운 음식을 드시지 않으셨고, 증상이 덜 나타났습니다.

또 식사량도 1인분으로 제한했습니다. 환자분은 원체 많이 드시는 편이 아닙니다. 보통 0.5인분을 드시는데, 좋아하는 음식을 먹을 때는 1인분이 훌쩍 넘게 드셔 과식을 하셨죠. 과식을 하면 어떤 음식을 먹었느냐와 관계없이 호흡곤란 증상이 나타났습니다. 이 부분 역시 식습관일기를 쓰며 환자분 스스로 파악하셨습니다. 그동안은 음식을 '먹고 싶은 만큼' 먹었는데 식사량을 제한하며 '배가 부를 때까지' 먹기로 하셨답니다. 더 먹고 싶을 때는 '오늘은 여기까지 먹고 다음에 또 먹자'라고 속으로 생각을 하셨다네요. 아주 건강한 변화였습니다.

현대인들은 배가 고파서 먹을 때보다 먹고 싶어서 먹을 때가 더 많습니다. 마음이 고파서, 머리가 고파서 먹는 거죠. 이 경우 실제로 우리 몸에 음식이 필요하지 않은 상태에서 또 음식이 공급되니 과체중으로 이어집니다. 환자분께 음식을 먹을 때는 머리의 신호보다 배의 신호에 집중하면 과식을 막는 데 도움이 된다고 말씀드렸습니다.

» 3단계 치료

치료 전과 비교해 가슴 답답, 호흡곤란은 절반 이하로 줄었습니다. 목 이물감도 나아져 아침을 제외하면 기침도 거의 하지 않고요. 자다 깨는 횟수도 한두 번으로 줄었습니다. 20대이고 의지가 높아 회복 속도가 예상보다 빨랐습니다. 자율신경계도 안정되었고 스트레스 지수도 정상 범위로 내려왔습니다.

스트레스받는 일이 없냐고 물었더니 그렇지도 않답니다. 취업 준비를 하고 있으니 여전히 스트레스를 받기는 하는데, 예전만큼 감정의 기복이 심하지 않다고 합니다. 스트레스를 받으면 매운 음식부터 생각났는데 이제는 친구나 어머니께 전화해 수다를 떤다고요. 몸도 마음도 스트레스 저항력이 생기신 것 같습니다.

한약은 위의 기능을 회복하는 처방으로 바꿨습니다. 밀가루, 매운 음식을 조금씩 드시며 컨디션을 관리하기로 했습니다.

- 중간 점검

아침	바나나, 우유
점심	치킨가스마요덮밥, 꽈배기
저녁	짜파게티
증상	저녁에 속이 더부룩하고 숨쉬기 어려운 느낌 약간.

아침	고구마, 계란
점심	떡볶이, 김밥
저녁	쌀식빵, 잼
증상	괜찮았음.

'하루에 한 끼는 좋아하는 음식, 두 끼는 편안한 음식'을 기준으로 정하고 잘 적용하셨습니다. 빵이 먹고 싶으면 쌀빵을 드시는 등 좋아하면서 편한 음식을 찾고, 친구들과 같이 식사를 할 때도 앞접시에 덜어 먹으며 얼마나 먹었는지를 체크하는 식으로 조금 더 건강한 식사를 하려는 노력도 하셨습니다. 덕분에 환자분의 표현을 그대로 옮기면 '정신줄만 잡고 있으면' 증상도 거의 사라졌고요. 목 이물감과 그로 인한 잔기침이 남아 있지만 점차 나아지고 있으니 조만간 사라질 것입니다.

» 4단계 치료

한약 치료는 종료했습니다. 남은 증상은 상비약과 침 치료로 대응하기로 했습니다.

이 환자분은 치료를 완전히 끝낸 지금도 종종 안부를 전할 겸 내원하십니다. 매운 쭈꾸미볶음을 두 끼 연속 드시거나, 중요한 시험 전날을 제외하고는 특별한 증상 없이 건강하게 지내고 계십니다.

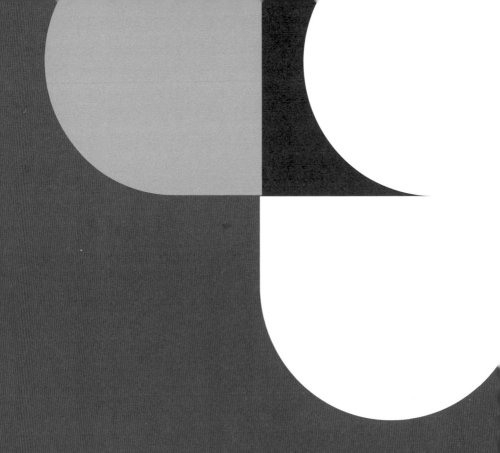

부록 1

역류성 식도염 바로 알면, 바로 낫습니다!

역류성
식도염
Q&A

Q.

역류성 식도염의 주요 증상은
무엇인가요?

A. 산 역류와 가슴 쓰림이 가장 대표적인 증상입니다. 산 역류는 흔히 신물이 올라온다고 표현하시는 증상인데요. 위의 내용물이 입으로 넘어오는 것입니다. 위에는 우리가 먹은 음식과 강한 산성의 위액이 섞여 있기 때문에 입으로 넘어올 때 목이 타는 듯한 느낌을 받습니다. 실제로 반복되면 식도에 손상이 생기고요. 가슴 쓰림은 명치 끝에서 목구멍 쪽으로 치밀어 오르는 듯하거나 화끈거리는 증상입니다.

이 외에도 음식을 삼키기 어렵다고 느끼는 연하곤란, 목에 무언가가 걸린 듯한 목 이물감, 가슴 답답함과 호흡곤란도 나타날 수 있습니다. 목소리가 자주 쉬거나 만성적인 기침도 역류성 식도염의 증상일 수 있고요. 역류로 인해 치아 미란증이나 충치가 생길 수도 있으며 입냄새가 심하게 날 수도 있습니다.

　서양의 환자들은 주로 산 역류와 가슴 쓰림 등 전형적인 증상을 호소하는 경우가 많은 반면 우리나라 환자들은 비전형적인 증상인 목 이물감, 가슴 답답함 등을 호소하는 경우가 많습니다. 그렇기 때문에 의사 입장에서는 다른 질환과의 감별이 중요하고요. 환자 입장에서는 역류성 식도염의 증상들을 잘 알아 두면 도움이 됩니다. 이 병원, 저 병원 다니며 치료를 받아도 호전되지 않다가 뒤늦게 역류성 식도염으로 진단받는 경우가 적지 않거든요. 증상이 길어진 만큼 환자들의 고통도 길고, 치료 기간도 길어지니 안타까울 때가 많습니다.

Q.

**속이 쓰려 병원에 갔더니 역류성 식도염이라고 하네요.
저는 위염인 줄 알았거든요.
역류성 식도염으로 인한 속 쓰림은 어떻게 다르나요?**

A. 사실 소화기질환을 증상만으로 감별하는 것은 무척
어렵습니다. 속 쓰림만 해도 위염, 역류성 식도염, 위
궤양, 십이지장궤양, 기능성 소화불량, 그리고 심지어는 위암에서도
나타나니까요. 질환의 경중에 관계없이 흔하게 나타나는 증상입니
다. 그래서 더 잘 감별해야죠.

역류성 식도염으로 인한 속 쓰림은 주로 식후에 나타납니다. 특
히 과식을 했거나 기름진 음식, 자극적인 음식을 먹은 뒤에 많이
나타나죠. 수시로 속이 쓰려 감별이 어렵다면 증상이 나타날 때 물
을 1잔 마셔 보세요. 증상이 사라지면 역류성 식도염이 원인일 가
능성이 큽니다.

가슴 통증도 마찬가지입니다. 협심증이나 심근경색증과 혼동되

는 경우가 많죠. 우리 신체 구조상 식도와 심장이 워낙 가까이 있고, 발생학적인 기원도 같이 있기 때문에 더 그렇습니다. 가슴을 쥐어짜는 것 같은 느낌도 같습니다.

역류성 식도염으로 인한 가슴 통증은 식사 후 또는 누운 자세에서 심해지는 경향이 있습니다. 그래서 역류성 식도염 환자분들은 가슴 통증으로 인해 자다 깨는 경우가 많습니다. 스트레스를 받을 때 심해지기도 하고요. 반면 심장질환에서 비롯된 가슴 통증은 주로 운동을 하거나 무거운 물건을 들어 올릴 때 심해집니다.

또 역류성 식도염으로 인한 가슴 통증은 상대적으로 오래 지속됩니다. 기본적으로는 수 시간, 길게는 수일까지 나타나기도 하죠. 반면 협심증으로 인한 증상은 3~5분, 심근경색으로 인한 경우에는 20분 이상 나타납니다. 속 쓰림과 마찬가지로 가슴 통증 역시 역류성 식도염으로 인한 증상이라면 제산제를 먹으면 완화되는 것도 특징입니다.

Q.

역류성 식도염은 잘못된 식습관 때문에 생기나요?

A. 잘못된 식습관이 많은 부분 작용합니다. 역류성 식도염은 위의 기능이 저하되거나 위와 식도 사이에 문지기 역할을 하는 하부식도조임근이 쉽게 이완되면 역류가 잦아져 발생합니다. 그런데 위와 하부식도조임근의 기능이 저하되는 대표적인 원인이 기름지거나 자극적인 음식과 음주, 흡연입니다. 가령 기름진 음식을 먹으면 소화가 오래 걸려 위에 음식물이 남아 있는 시간이 길다 보니 역류도 많아지고요. 기름진 음식 자체가 하부식도조임근의 기능을 저하시키기도 합니다. 즉 잘못된 식습관으로 인해 위와 하부식도조임근의 기능이 저하되어 역류성 식도염이 발생하게 되는 것이죠.

음식과 더불어 음식을 먹는 습관도 영향을 끼칩니다. 코로나 이후에 역류성 식도염 환자들이 늘어났습니다. 외식을 하지 못하다 보니 음식을 배달해 주는 업체들이 늘어 야식 주문이 무척 편해졌거든요. 모두 힘든 시기라 야식에 술까지 같이 하는 분도 많습니다. 늦은 시간에 먹으면 음식이 소화되기 전에 잠자리에 들게 되니 음식물이 위에 남아 있는 상태에서 눕게 되죠. 십이지장으로 내려가지 못한 음식물들은 식도로 역류하기 쉽습니다. 과식도 마찬가지입니다. 많이 먹으면 위에 음식물이 남아 있는 시간도 깁니다. 위에 음식물이 있으면 역류할 가능성이 높고, 역류가 반복되면 역류성 식도염이 생깁니다.

Q.

식습관을 개선하는 것만으로
역류성 식도염을 고칠 수 있나요?

A. 식습관을 개선하지 않으면 역류성 식도염을 완전히 치료할 수 없습니다. 그렇다고 식습관을 개선하는 것만으로 역류성 식도염을 치료할 수 있는 것도 아닙니다.

잘못된 식습관이 누적되어 역류성 식도염이 발생한 것은 맞지만, 잘못된 식습관으로 인해 위, 장, 식도의 기능이 저하되며 나타난 것이죠. 물론 증상이 미미하거나 역류성 식도염 초기에는 식습관을 개선하는 것만으로도 도움이 됩니다. 그러나 일상에 불편감을 느낄 정도의 증상이 나타나고 있다면 식습관을 개선하는 동시에 위와 장, 식도 등 기능이 저하된 기관들을 치료해야 고칠 수 있습니다.

반대로 식습관을 개선하지 않고 약물 치료만 하는 경우에도 역류성 식도염을 고칠 수 없습니다. 약물로 증상을 완화할 수는 있지만 말 그대로 증상 완화일 뿐, 원인까지 제거하지는 못하니까요.

Q.

역류성 식도염에 특히 좋은 음식이 있나요?

A. 특히 좋은 음식을 찾기보다는 평소 기름지거나 자극적인 음식은 피하고 담백한 식단을 유지하는 것이 도움이 됩니다.

같은 고기라도 기름기가 적은 살코기 위주로, 굽거나 튀기지 말고 찌거나 삶아 드시는 것이 좋습니다. 채소는 겉절이나 샐러드보다는 데쳐서 부드럽게 해 싱겁게 무쳐 드시는 것을 추천하고요. 기본적인 한식 상차림을 생각하시면 됩니다.

역류성 식도염이 심할 때는 야채와 과일도 그대로 드시는 것보다는 믹서기에 갈아 한 번 걸러 내어 섬유소를 줄인 즙으로 드시는 게 낫습니다. 또 너무 뜨겁거나 찬 음식도 피하는 것이 좋습니다. 음식의 온도에도 위와 식도가 자극을 받을 수 있으니까요. 뜨거운 국이나 찬 음료는 위산을 분비하고 식도와 위의 염증을 자극할 수 있습니다.

음식 중에서는 옥수수, 파프리카, 당근, 바나나 같은 '옐로우 푸드'를 즐겨 드시면 도움이 됩니다. 옐로우 푸드는 위에 부담이 적을 뿐 아니라 소화를 촉진하며 위를 편안하게 해 주거든요. 또 옐로우 푸드에 풍부한 노란색 색소인 카로티노이드 성분은 면역력을 높여 주며 체내 활성산소를 제거해서 노화 방지에도 도움이 됩니다.

또 음식만큼이나 음식을 먹는 습관도 중요합니다. 급하게 먹거나 한 끼에 몰아서 많이 먹는 것, 밤늦게 먹는 것 모두 피하는 것이 바람직합니다. 특히 먹는 것으로 스트레스를 해소하는 분들이 많으신데요. 이 경우 맵거나 자극적인 음식을 찾게 되죠. 평소보다 많이 드시고요. 스트레스를 해소하려다가 역류성 식도염을 얻을 수 있죠. 그러니 스트레스를 해소하는 건강한 방법을 찾는 것이 좋겠습니다.

Q.

속이 쓰릴 때 우유를 마시면
도움이 된다고 해서 마시곤 했는데,
조금 지나면 더 쓰린 것 같아요. 왜 그런가요?

A. 많은 환자들이 속이 쓰릴 때마다 우유를 마신다고
합니다. 꼭 역류성 식도염을 앓고 있지 않더라도 속
이 쓰린데 약이 없으면 우유를 대안으로 여기시죠. 우유가 식도와
위 점막에 얇은 층을 만들어 보호해 준다는 잘못된 속설 때문인
것 같습니다.

물론 우유를 마시면 일시적으로 위와 식도의 점막을 감싸 줘 속
쓰림 증상이 나아질 수는 있습니다. 또 우유는 약한 알칼리성이기
때문에 위산을 중화시켜 증상을 완화시키기도 하지요. 하지만 우
유 속 칼슘은 위산 분비를 증가시킵니다. 위산 분비가 증가하면 속
이 더 쓰리고 역류성 식도염이 악화될 수 있습니다.

Q.

식사 중에 가급적 물을 마시지 말라고 하던데, 평소에도 해당하나요?

A.
식사 중에 물을 마시면 소화액이 묽어집니다. 그러니 가급적 마시지 않는 것이 좋습니다. 소화가 잘 안되시는 분들 중에 물에 밥을 말아 드시는 경우가 적지 않습니다. 소화가 안될 때는 식욕도 없다 보니 가볍고 편하게 드시려는 마음은 이해하지만 피해야 할 습관입니다. 소화액이 물에 희석돼 위의 소화력이 떨어지니까요. 위의 소화력이 떨어지면 역류성 식도염에도 악영향을 끼치죠.

하지만 일상생활을 하면서는 충분히 물을 드시는 것이 좋죠. 특히 빈속에 마시는 물은 위의 운동을 활발하게 해 도움이 됩니다. 억지로 마실 필요는 없지만 아침에 일어나서 1컵, 자기 전에 1컵, 공복에 미지근한 물을 마시는 것은 추천합니다.

Q.

역류성 식도염에 좋지 않다고 해서 술을 끊으려고 하는데, 맥주나 와인은 괜찮지 않나요?

A. 종류와 무관하게 모든 종류의 술은 좋지 않습니다. 잦은 음주는 역류성 식도염이 생기게 하고, 증상을 악화시킵니다. 알코올 자체에 강력한 근육이완 효과가 있기 때문입니다. 하부식도조임근 역시 근육이기 때문에 술을 마시면 이완됩니다. 역류가 잘 일어나죠. 게다가 알코올은 기본적으로 산성을 띠고 있으니 위산의 분비를 촉진하기도 하고요. 그러니 역류성 식도염이라면 어떠한 종류의 술도 마시지 않는 것이 좋습니다.

Q.

**속이 더부룩할 때 트림을 하면 잠시나마 시원해집니다.
트림을 하려고 탄산음료를 마시기도 하는데요,
트림이 도움이 될까요?**

A. 반대입니다. 특히 소화가 잘 안되는 환자분들이 식
후에 억지로 트림을 하는 경향이 있습니다. 트림이
소화에 도움이 된다고 생각하기 때문이죠.

자연적으로 나오는 트림은 음식과 함께 삼킨 공기를 내뱉기 위
한 생리적인 현상이기 때문에 문제가 없습니다. 하지만 억지로 트림
을 유도하면, 트림을 할 때 위 내용물이 식도로 역류할 수 있습니
다. 시원한 느낌을 위해 억지로 트림을 하고 있다면 고치시는 것이
좋습니다.

우선 탄산음료부터 드시지 말아 보세요. 탄산음료를 마시면 탄
산으로 인해 트림이 잦아지는 것도 좋지 않지만 탄산음료 속 카페
인은 역류성 식도염을 악화시킬 수 있거든요. 카페인이 하부식도조
임근을 이완시키기 때문입니다.

Q.

**낮에는 그럭저럭 괜찮은데
밤에 역류성 식도염 증상이 심해져서 힘들어요.
이유가 무엇인가요?**

A.
밤에 부교감신경이 활성화되기 때문입니다. 부교감 신경이 활성화되면 근육이 조금 이완되거든요. 하부 식도조임근도 이완되니 역류가 더 많아지며 증상이 심해질 수 있습니다. 실제로 역류성 식도염으로 인한 수면장애를 겪는 환자분들이 적지 않으십니다. 또 아침에 일어났을 때 가장 증상이 심하다는 환자분들도 계신데요. 밤사이에 역류가 된 것을 일어나서 자각하는 것입니다. 보통 역류는 새벽 2~6시 사이에 가장 심합니다.

이 경우 상체를 올리고 주무시는 것이 좋습니다. 이렇게 말씀드리면 높은 베개를 베고 자면 되냐고 물으시는 경우가 많은데요, 높은 베개는 목만 높일 뿐 역류를 예방하는 데에는 도움이 되지 않습니다. 목부터 식도까지가 비스듬히 기울어지도록 상체 전체를 올리고 주무시는 것이죠. 병원 침대를 생각하시면 됩니다. 일반 가정의 침대는 각도 조절이 어렵지만 요즘은 역류성 식도염 환자를 위해 상체 전체를 받쳐 주는 베개도 있으니 활용해 보세요.

또 왼쪽으로 누워서 자는 것도 도움이 됩니다. 위가 왼쪽으로 볼록 튀어나온 모양을 하고 있거든요. 왼쪽으로 누워 자면 위의 내용물이 식도로 역류하지 않고 위의 왼쪽으로 내려갑니다.

Q.

역류성 식도염을 특히 조심해야 하는 사람이 있나요?

A.
여성보다는 남성, 나이가 많을수록, 체중이 많이 나
갈수록 조심하는 것이 좋습니다.

아무래도 남성이 과식이나 음주, 흡연을 하는 경우가 많기 때문
에 여성보다는 유병률이 높습니다. 또 나이가 많아질수록 하부식
도조임근의 기능도 저하되기 때문에 역류성 식도염도 더 많이 발
생하고요. 체중이 많이 나가면 복부 비만으로 인해 복압이 높아져
역류도 잦아집니다. 하나만 덧붙이자면 스트레스를 많이 받으시는
분들도 조심하시는 것이 좋습니다. 스트레스가 많으면 자율신경계
가 불안정해져 역류성 식도염으로 이어질 수 있습니다. 특히 평소
에 예민하신 분이 스트레스를 받는 상황에 놓일 때 역류성 식도염
이 발생할 확률이 높은 만큼 평소에 스트레스 관리를 잘하시는 것
이 중요합니다.

Q.

생후 5개월인 딸이 역류성 식도염이라고 합니다. 아기도 역류성 식도염일 수 있나요?

A. 네. 돌 이전의 아기에게서 의외로 많이 발생합니다. 아기들은 아직 식도의 기능이 덜 발달됐기 때문이죠. 그렇기 때문에 모유나 분유를 먹고 트림을 시키면 토할 때도 잦습니다. 이런 경우를 의학적으로는 '생리적 위 식도 역류'라고 하죠.

성인의 역류성 식도염과 달리 아기들의 경우 특별히 치료를 받지 않아도 됩니다. 생리적 위 식도 역류는 대부분 아기가 자라며 자연스럽게 사라지니까요. 그래도 역류 증상이 심해 걱정이 된다면 분유보다는 모유가 도움이 될 수 있습니다. 모유는 분유에 비해 카제인 성분이 적어서 위 배출 시간이 짧거든요. 위 배출 시간이 짧으면 역류가 줄어들죠.

또 젖을 먹인 뒤 아기를 엎드려 놓는 것도 도움이 됩니다. 엎드린 자세에서는 역류가 감소하거든요.

Q.

다이어트를 한 뒤 자꾸 신물이 올라옵니다. 다이어트가 원인일 수 있나요?

A. 비만이 역류성 식도염의 원인일 수 있지만 반대로 과도한 다이어트도 원인이 될 수 있습니다. 다이어트 자체가 원인이라기보다는 무리하게 식사를 조절하거나 단식을 하는 등 부적절한 방법으로 다이어트를 한 것이 문제가 되는 것이죠.

특히 고기나 과일 등 한 가지 식품만 섭취하는 원푸드 다이어트는 위산의 과다 분비를 일으킬 수 있습니다. 최근에 유행하는 간헐적 단식이나 1일 1식 등 식사 횟수를 제한하는 다이어트법도 과식이나 폭식으로 이어져 역류성 식도염을 악화시킬 수 있죠.

그러니 역류성 식도염을 예방하며 다이어트를 하려면 무리하게 단식을 하거나 음식의 종류를 제한하지 말고 칼로리 섭취를 적정량으로 제한하되 식사 시간은 규칙적으로 지키는 것이 바람직합니다.

Q.

임신하고 갑자기 속 쓰림이 생겼습니다. 역류성 식도염일까요?

A. 임신 중 역류성 식도염은 흔히 발생합니다. 우선 임신 초기에는 입덧으로 구토를 하는 분들이 많으시죠. 구토를 할 때마다 식도가 자극을 받고 손상이 생기니 역류성 식도염으로 이어지기 쉽습니다.

또 임신 개월 수가 지날수록 아기가 커지고, 자궁도 커집니다. 자궁이 커지면서 자연스럽게 위에 기계적인 압박이 가해지고 역류가 잦아지죠. 임신을 하면 프로게스테론이라는 호르몬이 분비되는데, 이 호르몬이 하부식도조임근을 이완시킨다고 알려져 있습니다.

그러니 역류성 식도염이 있는데 임신을 계획하고 있다면 미리 적극적으로 치료해 두는 것을 추천합니다.

Q.

건강검진에서 위내시경 검사를 했더니 역류성 식도염이 있다고 합니다. 평소 불편함이 없는데 치료를 받아야 하나요?

A. 증상이 없었는데 건강검진에서 역류성 식도염을 진단받으시는 경우가 적지 않습니다. 역류성 식도염 진단을 받았다는 것은 식도에 손상이 있다는 것이죠. 식도에 손상이 있어도 증상이 없을 수 있습니다. 이런 경우를 '무증상 역류성 식도염'이라고 하죠. 연구 결과에 따르면 우리나라의 경우 내시경 검사에서 역류성 식도염 진단을 받았으나 무증상인 경우는 10명 중 3명꼴이었습니다. 적지 않은 비중이죠.

무증상 역류성 식도염을 치료할 것인가, 하지 않을 것인가를 두고는 전문가들 사이에서도 의견이 나뉩니다. 환자가 불편감을 느끼지 않으니 추적관찰만 하면 된다는 의견도 있고, 식도의 손상을 방치할 경우 악화될 수 있으니 치료해야 한다는 의견도 있습니다. 저는 식도의 손상 정도와 환자의 의견을 고려해 치료를 할 것인지, 하지 않을 것인지를 판단하는데요. 환자분과 상담을 할 때 역류성 식도염에 대해 자세히 설명을 하고 나타날 수 있는 증상을 하나하나 꼼꼼하게 체크합니다. 많은 경우 역류나 가슴 쓰림이 없으면 역류성 식도염 증상이 없다고 말씀을 하시거든요. 비전형적인 증상을 말씀드리면 그제야 불편했던 점을 말씀하실 때가 많습니다. 그러니 증상이 없으면 치료할 필요가 없다고 판단하기보다는 일단 의료진과 상담을 하시고 결정하시는 것이 좋겠습니다.

Q.

**속이 쓰릴 때마다 제산제를 먹습니다.
계속 복용해도 될까요?**

A. 좋지 않습니다. 제산제는 위산 분비를 억제하고 위
산의 농도를 낮춰 줘 증상을 빠르게 완화하는 데
도움이 됩니다. 효과가 좋고 약국에서 쉽게 구할 수 있다 보니 상비
약으로 구비해 두고 증상이 있을 때마다 드시는 분들이 적지 않죠.
하지만 속 쓰림 증상은 역류성 식도염을 비롯해 위염, 위궤양, 위암
에서도 나타납니다. 증상이 가벼운 경우에만 제산제의 효과가 나타
나는 것도 아니고요.

일시적으로 증상이 완화된다는 이유로 지속적으로 복용하시면
위궤양이나 위암 같은 심각한 질환을 초기에 발견할 기회를 놓칠
수 있습니다. 그러니 속 쓰림 증상이 2주 이상 지속된다면 꼭 진료
를 받아 정확한 원인을 파악하시는 것이 필요합니다.

또 제산제는 위산의 분비를 억제하기 때문에 습관적으로 복용할

경우 아예 위산 자체가 감소하는 역효과가 나타날 수 있다는 점도
기억하시고요.

Q.

역류성 식도염으로 치료를 받고 있습니다.
병원에서는 운동을 하라고 했는데 인터넷을 찾아보니
하지 말라고도 하는데요. 어떻게 해야 하나요?

A.
운동을 하시는 것이 좋습니다. 다만 복압을 증가시키는 운동이나 역류를 유발할 수 있는 동작은 피하시고요.

조금 더 구체적으로 말씀을 드리면 하루에 30분 정도 중간에서 고강도 운동을 하시는 게 좋습니다. 관련된 연구가 있었는데요. 운동을 하지 않는 경우보다 주당 3시간 운동을 한 경우 역류성 식도염에 걸릴 위험도가 낮아졌습니다. 걷기 등 가벼운 운동을 했을 때보다 테니스, 수영, 에어로빅 등 고강도 운동을 했을 때 위험도는 더 크게 낮아졌고요.

하지만 몸을 구부리는 윗몸 일으키기나 무거운 것을 들어 올리는 역도 같은 운동은 피해야 합니다. 몸을 구부리면 아무래도 역류가 잘되고, 무거운 것을 들면 복압이 증가해 역류로 이어질 수 있으니까요.

특히 가슴 쓰림 증상이 있다면 달리기는 하지 않는 것이 좋습니다. 증상을 악화시킬 수 있거든요. 달리기보다는 실내 자전거 같은 운동을 추천합니다.

Q.

역류성 식도염이 오래되면 식도암이 될 수도 있나요?

A. 심한 역류성 식도염이 오래 지속되면 식도 점막이 만성적으로 손상되며 여러 가지 합병증이 생길 수 있습니다. 그중 하나가 식도암입니다.

역류가 반복되면 식도의 점막이 마치 위의 점막과 비슷하게 변합니다. 이를 의학적으로 '바레트 식도'라고 하는데요. 바레트 식도가 있으면 식도암 중에서도 선암이라고 불리는 드문 형태의 식도암이 발생할 확률이 높습니다. 보고된 바에 따르면 역류성 식도염으로 인해 바레트 식도를 가진 사람은 식도 선암에 걸릴 위험이 건강한 사람에 비하여 40~50배가량 증가했습니다. 그러니 바레트 식도 진단을 받았다면 정기적인 추적 검사를 할 필요가 있습니다.

그렇다고 너무 걱정할 필요는 없습니다. 서구에 비하면 우리나라는 바레트 식도의 유병률은 현저히 낮습니다. 조사 결과에 따르면 8년간 위내시경 검사를 받은 사람들 중 바레트 식도의 빈도는 0.22%에 불과했으니까요. 또 미국은 전체 식도암 중 선암이 가장 흔한 형태지만 우리나라는 전체 식도암 중 90%가량이 편평상피세포암이고 선암은 2.9%에 불과합니다. 그러니 크게 걱정은 하지 말되 우리나라도 역류성 식도염의 유병률이 높아지고 있으니 위험을 전혀 배제할 수 없다는 것은 알아 두셔야 합니다.

또 식도암만을 놓고 보면 식도암은 대부분의 경우 역류성 식도염과는 무관하게 발생하고 있습니다. 오히려 음주와 흡연을 많이 할수록 식도암이 발생할 위험이 증가하죠. 그러니 식도암을 예방하려면 역류성 식도염을 잘 치료하는 것도 중요하지만 음주와 흡연을 줄이는 것이 더 중요하다고 하겠습니다.

아, 음주와 흡연은 역류성 식도염을 일으키는 원인이기도 하니 술을 줄이고 담배를 끊는 것이야말로 역류성 식도염과 식도암을 동시에 예방하는 최고의 방법입니다.

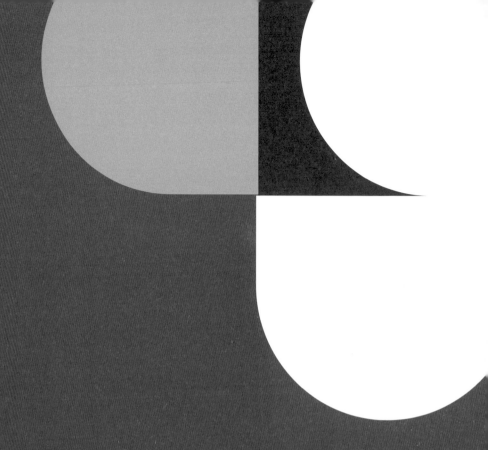

부록 2 ————————————————

역류성 식도염 바로 알면, 바로 낫습니다!

열흘간
식사일기를
써 보자

	먹은 음식	먹기 시작한 시간	다 먹은 시간
아침			
점심			
저녁			
간식			
기상 시간			
취침 시간			

스트레스	사건		강도
			1 2 3 4 5
			1 2 3 4 5

증상	종류	느낀 시간	강도
			1 2 3 4 5
			1 2 3 4 5
			1 2 3 4 5

〈1일 차〉

	먹은 음식	먹기 시작한 시간	다 먹은 시간
아침			
점심			
저녁			
간식			
기상 시간			
취침 시간			

스트레스	사건		강도
			1 2 3 4 5
			1 2 3 4 5

증상	종류	느낀 시간	강도
			1 2 3 4 5
			1 2 3 4 5
			1 2 3 4 5

〈2일 차〉

	먹은 음식	먹기 시작한 시간	다 먹은 시간
아침			
점심			
저녁			
간식			
기상 시간			
취침 시간			

스트레스	사건		강도
			1 2 3 4 5
			1 2 3 4 5

증상	종류	느낀 시간	강도
			1 2 3 4 5
			1 2 3 4 5
			1 2 3 4 5

〈3일 차〉

	먹은 음식	먹기 시작한 시간	다 먹은 시간
아침			
점심			
저녁			
간식			
기상 시간			
취침 시간			

스트레스	사건		강도
			1 2 3 4 5
			1 2 3 4 5

증상	종류	느낀 시간	강도
			1 2 3 4 5
			1 2 3 4 5
			1 2 3 4 5

〈4일 차〉

	먹은 음식	먹기 시작한 시간	다 먹은 시간
아침			
점심			
저녁			
간식			
기상 시간			
취침 시간			
스트레스	사건		강도
			1 2 3 4 5
			1 2 3 4 5
증상	종류	느낀 시간	강도
			1 2 3 4 5
			1 2 3 4 5
			1 2 3 4 5

〈5일 차〉

	먹은 음식	먹기 시작한 시간	다 먹은 시간
아침			
점심			
저녁			
간식			
기상 시간			
취침 시간			

스트레스	사건		강도
			1 2 3 4 5
			1 2 3 4 5

증상	종류	느낀 시간	강도
			1 2 3 4 5
			1 2 3 4 5
			1 2 3 4 5

〈6일 차〉

	먹은 음식	먹기 시작한 시간	다 먹은 시간
아침			
점심			
저녁			
간식			
기상 시간			
취침 시간			

스트레스	사건		강도
			1 2 3 4 5
			1 2 3 4 5

증상	종류	느낀 시간	강도
			1 2 3 4 5
			1 2 3 4 5
			1 2 3 4 5

〈7일 차〉

	먹은 음식	먹기 시작한 시간	다 먹은 시간
아침			
점심			
저녁			
간식			
기상 시간			
취침 시간			

스트레스	사건		강도
			1 2 3 4 5
			1 2 3 4 5

증상	종류	느낀 시간	강도
			1 2 3 4 5
			1 2 3 4 5
			1 2 3 4 5

〈8일 차〉

	먹은 음식	먹기 시작한 시간	다 먹은 시간
아침			
점심			
저녁			
간식			
기상 시간			
취침 시간			

스트레스	사건	강도
		1 2 3 4 5
		1 2 3 4 5

증상	종류	느낀 시간	강도
			1 2 3 4 5
			1 2 3 4 5
			1 2 3 4 5

〈9일 차〉

	먹은 음식	먹기 시작한 시간	다 먹은 시간
아침			
점심			
저녁			
간식			
기상 시간			
취침 시간			

스트레스	사건		강도
			1 2 3 4 5
			1 2 3 4 5

증상	종류	느낀 시간	강도
			1 2 3 4 5
			1 2 3 4 5
			1 2 3 4 5

〈10일 차〉

역류성
식도염
바로 알면,
바로 낫습니다!

지긋지긋한 역류성 식도염 극복을 위한
팩트체크와 확실한 해결책

초판 1쇄 발행 2022. 4. 12.

지은이 박연진
펴낸이 김병호
펴낸곳 바른북스

편집진행 한가연
디자인 양헌경

등록 2019년 4월 3일 제2019-000040호
주소 서울시 성동구 연무장5길 9-16, 301호 (성수동2가, 블루스톤타워)
대표전화 070-7857-9719 | **경영지원** 02-3409-9719 | **팩스** 070-7610-9820

•바른북스는 여러분의 다양한 아이디어와 원고 투고를 설레는 마음으로 기다리고 있습니다.

이메일 barunbooks21@naver.com | **원고투고** barunbooks21@naver.com
홈페이지 www.barunbooks.com | **공식 블로그** blog.naver.com/barunbooks7
공식 포스트 post.naver.com/barunbooks7 | **페이스북** facebook.com/barunbooks7